Una comida al día, ayuno intermitente

Cómo puede activar la autofagia, perder peso y aumentar su claridad mental sin sentirse culpable por comer alimentos deliciosos

© Copyright 2020

Todos los derechos reservados. Ninguna parte de este libro puede ser reproducida de ninguna forma sin el permiso escrito del autor. Los reseñantes pueden citar pasajes breves en los comentarios.

Cláusula de exención de responsabilidad: Ninguna parte de esta publicación puede reproducirse o transmitirse de ninguna forma ni por ningún medio, mecánico o electrónico, incluidas fotocopias o grabaciones, ni por ningún sistema de almacenamiento y recuperación de información, ni transmitirse por correo electrónico sin la autorización escrita del editor.

Si bien se han realizado todos los intentos para verificar la información provista en esta publicación, ni el autor ni el editor asumen ninguna responsabilidad por los errores, omisiones o interpretaciones contrarias del contenido aquí presente.

Este libro es solo para fines de entretenimiento. Las opiniones expresadas son solo del autor y no deben tomarse como instrucciones u órdenes de expertos. El lector es responsable de sus propias acciones.

El cumplimiento de todas las leyes y normativas aplicables, incluidas las leyes internacionales, federales, estatales y locales que rigen las licencias profesionales, las prácticas comerciales, la publicidad y todos los demás aspectos de realizar negocios en los EE. UU., Canadá, el Reino Unido o cualquier otra jurisdicción es de exclusiva responsabilidad del comprador o lector

Ni el autor ni el editor asumen ninguna responsabilidad u obligación alguna en nombre del comprador o lector de estos materiales. Cualquier desaire percibido de cualquier individuo u organización es puramente involuntario.

Índice de contenido

INTRODUCCIÓN 1
CAPÍTULO 1 - UN BREVE RESUMEN DE LA NUTRICIÓN 3
    UNA RÁPIDA VISIÓN GENERAL: ¿QUÉ PASA CUANDO COME? 3
    INGRESANDO A LA INSULINA 6
    GLUCAGÓN 8
    RESISTENCIA A LA INSULINA 9
    UN CUERPO - DOS ESTADOS 11
    EL PICOTEO Y COMER A LO LARGO DEL DÍA 12
    TRASTORNO METABÓLICO 13
    LÍPIDOS EN LA SANGRE 16
    RESUMEN 18
CAPÍTULO 2 - UNA INTRODUCCIÓN A LA CETOSIS Y AL AYUNO
INTERMITENTE..21
    ¿QUÉ ES LA CETOSIS? 21
    ¿QUÉ ES EL AYUNO INTERMITENTE? 23
    AYUNO PROLONGADO 24
    TIPOS DE AYUNO INTERMITENTE.. 24
        La dieta 5:2.. 25
        La dieta 4:3.. 26
        Ayuno completo de 24 horas a veces llamado "Eat Stop Eat"......... 26
        48 horas de ayuno 26

- *Ayuno prolongado* *26*
- *Ayuno seco* *27*
- *Ayuno de día alterno* *27*
- *Dieta del guerrero* *27*
- *Fasting Mimicking Diet o FMD (dieta que simula el ayuno)* *27*
- *Ayuno de una comida al día* *27*
- *Ayuno 16:8* *28*
- *Ayuno 20:4* *28*
- *Inanición vs. Ayuno* *28*

LOS BENEFICIOS DEL AYUNO INTERMITENTE 29
EL IMPACTO DEL AYUNO EN EL CRECIMIENTO INSULÍNICO TIPO 1 O IGF-1 31
¿QUIÉN NO DEBERÍA AYUNAR? 31
¿PARA QUIÉN ESTÁ AYUNANDO? 33
¿CUÁNTO TIEMPO NECESITA AYUNAR Y POR QUÉ? 34

CAPÍTULO 3 - AYUNO INTERMITENTE DE UNA COMIDA AL DÍA: CONCEPTOS BÁSICOS 36

¿QUÉ ES LA DIETA DE AYUNO INTERMITENTE DE UNA COMIDA AL DÍA? 37
EL AYUNO INTERMITENTE DE UNA COMIDA AL DÍA NO TIENE QUE VER CON LA PRIVACIÓN 43
CÓMO FUNCIONA 44
¿ES EL EXCESO DE PROTEÍNAS UNA PREOCUPACIÓN? 45
- *No todos los tejidos pueden funcionar con cetonas* *48*
- *El glucógeno no es solo para el hígado* *48*
- *Hipoglucemia* *49*
- *El papel de la gluconeogénesis* *49*

LOS MEJORES TIPOS DE DIETAS PARA EL AYUNO INTERMITENTE 50
CONSEJOS PARA COMER CON UN AYUNO DE UNA COMIDA AL DÍA 53
LA DIETA DE LOS CARNÍVOROS Y EL AYUNO INTERMITENTE DE UNA COMIDA AL DÍA 54
LÍQUIDOS DURANTE EL DÍA 55
¿QUÉ SUCEDE CUANDO EL CUERPO ENTRA EN EL ESTADO DE AYUNO? 56
¿CÓMO PUEDE EL AYUNO PREVENIR O INCLUSO REVERTIR LA DIABETES? 58
EXPLICACIÓN DE LA AUTOFAGIA 61
¿CUÁNTO TIEMPO HAY QUE ESPERAR PARA DESENCADENAR LA AUTOFAGIA? 65

Los beneficios de la autofagia 65
Ralentizar el proceso de envejecimiento 65
Reducción del riesgo de Alzhéimer 66
Claridad mental y revitalización del sistema nervioso 66
Reducción del riesgo de cáncer 66
Revertir el daño a los tejidos y órganos sanos 66
Mejora de la regulación de las mitocondrias 66
Promoción de la salud del corazón 67
Mitos asociados con el ayuno de una comida al día 67
Un ayuno intermitente de una comida al día es la inanición 67
El ayuno intermitente de una comida al día reduce el metabolismo 68
El ayuno intermitente de una comida al día causa hipoglucemia 68
El ayuno quema la masa muscular 69
Las dietas bajas en calorías demuestran que el ayuno intermitente no es tan beneficioso como se afirma 70
El ayuno intermitente promueve la sobrealimentación 70
Errores del ayuno intermitente de una comida al día 71
No ingerir suficiente agua 71
Hacerle trampa al ayuno 71
Comer compulsivamente 72
Comer demasiado tarde en la noche 72
Rendirse con demasiada facilidad 72
Pensar que el ayuno diario es la única manera 73
Beber demasiado café y/o té 73
No comer lo suficiente 74
Obsesionarse 74
Comer los alimentos equivocados 74
Posibles riesgos y desventajas 75
Hipoglucemia 75
Problemas para hacer ejercicio 76
Confusión mental 76
Problemas emocionales 76
Preguntas frecuentes 76
¿Puedo hacer ejercicio? 76

    Soy un diabético de tipo 1. ¿Puedo ayunar? 77

    ¿Qué hay de los que tienen prediabetes o diabéticos de tipo 2? 77

    ¿Qué es el síndrome de la realimentación, y tengo que preocuparme por ello? 77

    Me siento mareado cuando ayuno. ¿Qué está causando esto? 78

    Cuando ayuno, desarrollo estreñimiento. ¿Qué puedo hacer al respecto? ... 78

    El ayuno me da dolores de cabeza. ¿Alguna sugerencia? 78

CAPÍTULO 4 - PÉRDIDA DE PESO CON UNA COMIDA AL DÍA 79

    EMPEZANDO SU DIETA DE UNA COMIDA AL DÍA 79

    CUÁNDO HACER EJERCICIO 81

    CON QUÉ FRECUENCIA SE DEBE SEGUIR UN PLAN DE AYUNO DE UN DÍA DE DURACIÓN 82

    CONSEJOS SOBRE LA PÉRDIDA DE PESO PARA LAS MUJERES 82

    CONSEJOS SOBRE LA PÉRDIDA DE PESO PARA LOS HOMBRES 84

    CONSEJOS SOBRE LA PÉRDIDA DE PESO PARA LOS ATLETAS 87

    CONSEJOS SOBRE LA PÉRDIDA DE PESO PARA LOS VEGANOS Y VEGETARIANOS 88

CAPÍTULO 5 - SU CEREBRO EN UN AYUNO 91

    POR QUÉ ES IMPORTANTE LA COMIDA PARA EL CEREBRO 92

    CONFUSIÓN MENTAL - ALIMENTOS A EVITAR 96

    CONSEJOS PRÁCTICOS PARA AUMENTAR LA CLARIDAD MENTAL E INCREMENTAR LA POTENCIA CEREBRAL 98

    EL AYUNO Y EL CEREBRO 99

CAPÍTULO 6 - EL BIENESTAR LIBRE DE CULPA EN UN AYUNO 101

    DEJE DE AVERGONZARSE 101

    CONSEJOS PRÁCTICOS Y LIBRES DE CULPA PARA EL BIENESTAR 103

    PLANES DE COMIDAS DIVERTIDAS Y LIBRES DE CULPA 104

APÉNDICE - MUESTRA DE PLANES DE COMIDAS 107

CONCLUSIÓN 110

Introducción

Si está leyendo este libro, entonces ha estado estudiando dietas bajas en carbohidratos como Keto y Carnívora, y ha oído hablar de los beneficios del ayuno.

El ayuno puede desanimar a mucha gente que no lo conoce realmente. Lo primero que puede venir a la mente cuando escucha la palabra "ayuno" es un gurú religioso con túnicas que pasa semanas sin comer mientras vive en una cueva en algún lugar. O puede que esté pensando en algún tipo de programa de "desintoxicación" en el que la gente bebe zumo de limón.

Sin embargo, esas visiones están todas equivocadas. El ayuno ha evolucionado y crecido en los últimos años con el respaldo de la ciencia real. Parte de esta tendencia ha sido la revelación de que no se necesitan semanas, varios días o incluso 48 horas para obtener todos los beneficios del ayuno.

Esto es aún más cierto si ya está siguiendo una dieta saludable baja en carbohidratos que lo pone en cetosis incluso antes de ayunar. Sin embargo, no se preocupe si no está siguiendo dicha dieta; el ayuno intermitente puede ayudarle a obtener resultados sin importar el tipo de dieta que esté siguiendo.

En este libro, veremos un estilo de ayuno intermitente que es práctico y alcanzable porque nunca pasará un día sin comer (pero puede incorporar más variaciones de ayuno si lo desea). Y aun así verá muchos de los beneficios que vienen de los programas de ayuno a largo plazo.

Por lo tanto, ¡comencemos y aprendamos sobre el ayuno intermitente de una comida al día!

Capítulo 1 - Un breve resumen de la nutrición

Para entender por qué el ayuno intermitente funciona y proporciona los beneficios que tiene, es bueno obtener un poco de información sobre la nutrición. Si primero entiende lo básico, entonces entenderá por qué las dietas bajas en carbohidratos funcionan en primer lugar, cómo producen resultados similares a los del ayuno y, finalmente, por qué el ayuno funciona y mejora la pérdida de peso y la salud, lo que conseguirá al seguir una dieta baja en carbohidratos.

Una rápida visión general: ¿Qué pasa cuando come?

Antes de entrar en los detalles de una dieta baja en carbohidratos y por qué es beneficiosa, tenemos que entender lo que sucede cuando se come una comida "normal" basada en gran parte en carbohidratos. Empezaremos asumiendo que ha comido una comida típica de la dieta estándar americana, que probablemente deriva alrededor del 50% de sus calorías de los carbohidratos.

En primer lugar, ¿qué es un carbohidrato?

Los carbohidratos son compuestos que se encuentran en los alimentos y los tejidos. Están formados por azúcares, almidones y materiales vegetales indigeribles llamados "celulosa". Aunque se podría pensar que los carbohidratos son de origen vegetal, los animales también tienen carbohidratos en sus tejidos. En los animales, los carbohidratos se almacenan en un tipo de almidón llamado *glucógeno*.

El glucógeno se encuentra en dos lugares en los animales: el tejido muscular y el hígado. Piénselo, el hígado es como la carne, pero con una textura diferente. En parte se debe al contenido de almidón. Por supuesto, comer hígado no es como comer pasta o una rebanada de pan; en comparación, el contenido de almidón es mínimo. Sin embargo, si usted es un carnívoro que piensa que está comiendo una dieta "cero carbohidratos" pero come algo de hígado para obtener las vitaminas, bueno, en realidad ¡está ingiriendo algunos carbohidratos con él!

En el tejido muscular, el glucógeno es utilizado por los músculos para la energía y el hígado almacena el glucógeno como una especie de reserva de azúcar. Si se encuentra en una situación en la que no hay comida disponible, el hígado descompondrá el glucógeno en azúcar y lo liberará en el torrente sanguíneo. Lo hace para tratar de mantener el nivel de azúcar en la sangre, para que no se colapse y muera o tenga otros problemas.

Una información clave para educarse sobre las dietas bajas en carbohidratos y el ayuno es que mientras el hígado almacena glucógeno, su capacidad para hacerlo es limitada. Asegúrese de recordar eso para futuras referencias.

Entonces, ¿qué es el almidón? Aunque es una palabra de uso común, la mayoría de la gente no sabe realmente lo que es. En pocas palabras, el almidón es una larga cadena que consiste en moléculas de glucosa enganchadas entre sí. En otras palabras, el almidón no es más que azúcar. Los "expertos" en nutrición lo consideran un poco más saludable porque tarda un poco más en digerirse que el azúcar puro, ya que el cuerpo tiene que descomponerlo primero en los azúcares individuales. Pero al final, no es nada más que azúcar.

Las plantas contienen carbohidratos en forma de celulosa que es indigerible para los humanos. Normalmente se conoce por otro nombre en las etiquetas de los alimentos: fibra o fibra dietética. La fibra puede ayudarte, ya que ayuda a la digestión y a mantener las heces firmes y en movimiento a un ritmo regular. La falta de fibra en la dieta puede causar estreñimiento e incluso diarrea. Los carnívoros que rechazan absolutamente las plantas pueden experimentar mucho estreñimiento y diarrea en las primeras fases de su dieta ya que su cuerpo tiene que adaptarse a la falta de fibra.

Cuando se trata de todo lo demás - pan, pasta, "granos enteros", papas, naranjas, manzanas o bananas - el resultado final es que todos estos son alimentos a base de azúcar. No importa qué diferencias haya entre ellos, al final, todos son azúcar.

La velocidad a la que el azúcar entra en el sistema varía dependiendo de cuán compleja sea la molécula en la que se almacena el azúcar ("carbohidratos complejos") y del contenido de fibra del alimento. Cuanto más simple sea el alimento, más rápido hará que su azúcar en la sangre aumente, y su azúcar en la sangre probablemente se elevará a un pico más alto.

Los científicos de la nutrición han tratado de agrupar estas diferencias en una medida llamada "índice glucémico". Es una especie de puntuación que clasifica los alimentos según el impacto que tienen en el azúcar en la sangre. La puntuación va de 1 a 100, siendo 1 algo que apenas afecta al azúcar en sangre, si es que lo hace, y 100 la glucosa pura. El índice glucémico se ha utilizado para que las personas con problemas metabólicos (prediabéticos y diabéticos tipo 2) consuman carbohidratos. Algunas personas simplemente no pueden dejar de comer carbohidratos. En cualquier caso, si un alimento tiene un índice glucémico de 55 o menos, se considera que tiene un índice glucémico bajo. Los rangos moderados están entre 56-69, y el alto es 70+.

Veamos algunos ejemplos. Las verduras sin almidón como los vegetales verdes tienen un índice glucémico de 15 o menos, lo que las hace muy bajas. En otras palabras, apenas afectan el azúcar en la sangre, si es que lo hacen. Por eso puede comer todos los vegetales verdes que quiera en una dieta de keto. Sin embargo, tenga cuidado con las verduras con almidón, incluso si son verdes. Mientras que el brócoli tiene un índice glucémico de 10, los guisantes verdes tienen un índice glucémico de 48, más alto que muchas frutas. Los pimientos tienen un índice glucémico de 15, similar al de las espinacas.

Una fruta como una naranja se registra en 43-59 (dependiendo del tipo). Aunque las naranjas contienen mucha azúcar, tienen un índice glucémico relativamente bajo debido al contenido de fibra de la fruta. No a todas las frutas les va tan bien; los dátiles tienen un índice glucémico de 100. Compare una naranja con un zumo de naranja, que tiene un índice de 71. Los mismos ingredientes, pero sin la fibra, así que es más fácil para su cuerpo digerir el jugo de naranja, lo que lleva a un aumento más rápido del azúcar en la sangre.

Ingresando a la insulina

Ahora digamos que ha comido un poco de comida con almidón y se ha descompuesto en los componentes de azúcar. El azúcar entra en el torrente sanguíneo, ¿entonces qué pasa?

El páncreas lo detecta y libera una hormona llamada insulina. Probablemente ha oído hablar mucho de la insulina, especialmente en relación con los diabéticos. Las células pueden utilizar el azúcar para obtener energía, pero necesitan insulina para obtenerla. La insulina básicamente permite que el azúcar entre en las células.

La insulina es una sustancia natural fabricada por el páncreas, pero también puede administrarse como medicamento para quienes no pueden fabricar insulina o no pueden fabricarla en cantidad suficiente para que sea eficaz.

Los diabéticos de tipo 1 tienen una condición crónica en la que sus cuerpos no producen nada de insulina o solo pequeñas cantidades. Tienen que recibir insulina por inyección cada vez que comen por el resto de sus vidas. Los diabéticos de tipo 2 tienen problemas con la insulina debido al desgaste del sistema. Pueden o no necesitar inyecciones de insulina, y es posible que diferentes dietas ayuden a los diabéticos de tipo 2 a dejar la insulina y otros medicamentos.

Así que la insulina actúa como una llave que abre una puerta en sus células para que puedan absorber el azúcar de la sangre y utilizarla como energía. Pero eso no es todo lo que hace la insulina.

Las células solo absorberán una cantidad limitada de azúcar en la sangre. En otras palabras, absorberán lo que necesiten para satisfacer sus necesidades energéticas. Hay que hacer algo con el exceso de azúcar en la sangre. Y cuando entienda eso, entenderá por qué la gente engorda.

La insulina tiene dos trabajos más que hacer. El primero es hacer que el hígado almacene el azúcar en sangre que quede. El hígado comenzará a hacer esto reempaquetando la glucosa en moléculas de almidón, el almidón llamado glucógeno del que hablamos antes. Y debe recordar que la capacidad del hígado para almacenar glucógeno es limitada. Así que, supongamos que ya está al máximo de su capacidad. ¿Qué pasa entonces?

Entonces el hígado comienza a reempaquetar el azúcar en moléculas de grasa. Bastante interesante, ¿no?, que el cuerpo pueda hacer algo así. El hígado también puede almacenar grasa, pero de nuevo tiene una capacidad limitada para hacerlo. Y tener mucha grasa en el hígado no es saludable; existe una condición llamada "hígado graso". En cualquier caso, cuando el hígado no puede producir y almacenar grasa, la libera en el torrente sanguíneo. Ahora la insulina tiene otro trabajo que hacer.

El otro trabajo de la insulina es hacer que las células grasas absorban y almacenen esa grasa. La buena o mala noticia es que las células grasas tienen básicamente una capacidad ilimitada de almacenamiento de grasa. Así que, si usted está obteniendo exceso de calorías con el tiempo, va a causar que su cuerpo almacene más energía como grasa en sus células de grasa.

En el mundo moderno, donde la comida es barata, abundante y fácilmente disponible, y la mayoría de nosotros vivimos en estilos de vida sedentarios, esto puede ser algo problemático. Es por eso que muchos de nosotros tenemos sobrepeso o somos obesos. El tejido graso es llamado tejido "adiposo" por los profesionales.

Sin embargo, en el gran esquema de las cosas, ¡almacenar mucha grasa corporal es algo bueno! En tiempos en los que no hay comida disponible, esa grasa corporal provee una reserva de energía para evitar que se ¡muera de hambre! Bajo las circunstancias adecuadas, su cuerpo liberará la grasa de las células de grasa para que pueda quemarla para obtener energía.

Como veremos, ahí es donde entra el ayuno intermitente (y también tiene otros beneficios).

Glucagón

Mientras que la insulina se lleva toda la prensa, hay otra hormona importante que su cuerpo utiliza relacionada con el sistema que acabamos de describir: el glucagón. Al igual que la insulina, el glucagón es producido por el páncreas. También, como la insulina, el glucagón es importante en el mantenimiento de los niveles de azúcar en la sangre, pero actúa de manera opuesta a la insulina.

Recuerde: la insulina promueve la fabricación de glucógeno a partir de la glucosa del hígado; el glucagón hace lo contrario. Cuando el páncreas libera glucagón, promueve la descomposición del glicógeno en el hígado en moléculas individuales de glucosa que son liberadas en el torrente sanguíneo, manteniendo el azúcar en la sangre.

Al igual que la insulina, el glucagón también está disponible como medicamento inyectable. Puede utilizarse en una emergencia hipoglucémica (azúcar en sangre muy baja) para elevar los niveles de azúcar en sangre de un paciente.

El glucagón tiene otra tarea. Recuerde que la insulina hace que la grasa producida por el hígado se almacene en las células grasas. El glucagón hace lo contrario: les dice a las células grasas que liberen grasa en el torrente sanguíneo para que se pueda usar como energía.

Resumiendo.

La insulina hace lo siguiente:

- Les dice a las células que absorban el azúcar después de una comida.
- Le dice al hígado que convierta el azúcar sobrante en glucógeno.
- Cuando el hígado ha almacenado todo el glucógeno y la grasa que puede, les dice a las células grasas que tomen las moléculas de grasa sobrantes hechas por el hígado y las almacenen.

Podemos resumir todo esto: la insulina trata de bajar el azúcar en la sangre, y promueve el almacenamiento de glucógeno y grasa corporal.

Glucagón:

- Le dice al hígado que descomponga el glucógeno en moléculas de azúcar y aumente el nivel de azúcar en la sangre.
- Promueve la liberación de grasa de las células grasas.

Así que el glucagón trata de aumentar el azúcar en la sangre y promueve la liberación de grasa corporal para el uso de la energía. Podemos decir que la insulina y el glucagón tienen una relación yin-yang. Esta relación entre las dos hormonas es algo que podemos explotar con el ayuno.

Resistencia a la insulina

Piense en la primera vez que se subió en una montaña rusa. Parecía realmente aterradora, y su estómago estaba lleno de mariposas en cada vuelta. Sin embargo, si sigue subiéndose a la montaña rusa, cada vez que lo haga, experimentará menos miedo. Eso también sucede a nivel intestinal, no más mariposas, y eventualmente podría ser aburrido si sigue subiéndose a ella....

Lo mismo ocurre con la insulina en muchas personas. Sus células se vuelven menos sensibles al efecto de bloqueo de la insulina. En otras palabras, la insulina intenta que las células absorban el azúcar de la sangre, pero con el tiempo, se acostumbran a la insulina y empiezan a ser menos sensibles a su presencia.

Esto se llama resistencia a la insulina.

Otra cara de la misma moneda es la sensibilidad a la insulina, una medida de cuán sensible es su cuerpo para llevar a cabo los trabajos que la insulina quiere que realice.

Las personas que son prediabéticas o diabéticas, o que están en camino de serlo, sufren de resistencia a la insulina. Ahora bien, recuerde que lograr que las células absorban el azúcar en la sangre es solo uno de los trabajos que tiene la insulina; también promueve la fabricación de glucógeno en el hígado y les dice a las células grasas que almacenen grasa.

Si una persona tiene resistencia a la insulina, hay algunas cosas que suceden:

- Como las células no responden tan bien a la hora de absorber el azúcar en la sangre, el nivel de azúcar en la sangre aumenta. Una persona puede sentirse un poco fatigada, ya que las células no reciben suficiente combustible.
- Si nada más cambia, el hígado ya ha almacenado todo el glucógeno que podía.
- Así que el cuerpo comienza a producir grasa, y la insulina hace que las células grasas la absorban. Se produce un aumento de peso.

Ah, y una cosa más sucede. En un esfuerzo por intentar que las células absorban el azúcar de la sangre, el páncreas fabrica y libera más insulina en el torrente sanguíneo. Por eso, el nivel de insulina en la sangre es un indicador de salud que puede interesar a su médico. Los niveles más altos de insulina pueden causar incluso más aumento de peso (más insulina, más energía alimentaria almacenada como grasa). Eventualmente, el páncreas puede desgastarse y, por lo tanto, después de haber sufrido mucho daño, no puede producir suficiente insulina para que el cuerpo funcione correctamente. En otras palabras, ha desarrollado diabetes. Los altos niveles de insulina también pueden causar desequilibrios en los lípidos de la sangre (colesterol, HDL/colesterol bueno, triglicéridos).

Como veremos, el ayuno es una herramienta poderosa que puede utilizar para mantener su sistema de insulina funcionando correctamente. También puede curar un metabolismo defectuoso.

Un cuerpo - Dos estados

Puede que se esté dando cuenta de que el glucagón es una hormona que actúa en el cuerpo para que éste proporcione sus propias fuentes de energía, ya sea haciendo que el hígado descomponga el glucógeno y libere azúcar en la sangre o haciendo que las células grasas liberen grasa. También ha aprendido que la insulina funciona para que la energía de los alimentos (de los carbohidratos) llegue a las células y ayuda a que el exceso se almacene en las reservas, ya sea en forma de azúcar almacenada en el hígado como glucógeno o promoviendo el almacenamiento de grasa corporal.

Así que vemos dos estados en los que el cuerpo puede estar cuando se trata de alimentos:

- El estado de alimentación: la energía de los alimentos está llegando. La insulina actúa para promover su uso y almacenamiento.

- El estado de ayuno: el glucagón toma el control, y actúa para descomponer la energía alimentaria almacenada para que el cuerpo pueda utilizarla.

Por lo tanto, el ayuno no es algo raro, inusual; es una parte natural del funcionamiento del cuerpo. Ya usted ayuna todo el tiempo. El punto más obvio del ayuno es cuando duerme. Dependiendo de cuándo fue su última comida, y la primera hora del día en la que normalmente come, ha ayunado entre ocho y doce horas.

Por eso la primera comida del día se llamaba tradicionalmente desayuno, que literalmente significa inversión (o terminar) el ayuno.

También vemos una relación entre la insulina y el glucagón:

- Niveles de insulina altos, niveles de glucagón bajos.
- Niveles de glucagón altos, niveles de insulina bajos.

Al ayunar voluntariamente por períodos más largos que simplemente dormir por la noche, podemos promover más el uso de glucagón que ayuda a descomponer la energía almacenada en los alimentos, lo que conduce a una mayor pérdida de peso y una mejor salud a largo plazo.

El picoteo y comer a lo largo del día

Además de promover patrones de alimentación bajos en grasas y altos en carbohidratos, una de las peores cosas que los establecimientos médicos y nutricionales han hecho en los últimos 50 años es promover la absurda idea del "picoteo". Esta es la idea de que, en lugar de comer tres comidas grandes, se deben comer cuatro, cinco o incluso seis comidas más pequeñas repartidas uniformemente a lo largo del día. Todas bajas en grasa, por supuesto.

Si está comiendo seis comidas bajas en grasa durante sus horas de vigilia, sabiendo lo que sabe ahora sobre la insulina, ¿qué opina de cómo se desarrollará esta situación?

Va a estar crónicamente en un estado de alimentación. Y cuando está en un estado de alimentación y continuamente ingiriendo más carbohidratos durante todo el día está promoviendo la liberación de insulina.

Los expertos pensaron que lo bueno de tener seis comidas al día era que evitaría los bajones de azúcar. Bueno, tal vez eso es cierto, ya que el azúcar en la sangre baja desde la última comida que se hizo, entonces se comen más carbohidratos y se vuelve a subir. Sin embargo, la insulina hace su trabajo continuamente, y parte de ese trabajo es decirles a las células grasas que absorban y almacenen más grasa.

Algunas personas pueden estar BIEN comiendo seis comidas al día, pero es difícil ver cómo mantener la insulina a pleno rendimiento durante todo el día es una gran idea.

Supongamos que en lugar de eso comemos menos carbohidratos, dando menos insulina para que el páncreas libere menos en el torrente sanguíneo. Y supongamos que comemos menos a menudo para poder reforzar este efecto. Eso suena mejor que comer carbohidratos todo el día si la salud óptima es uno de sus objetivos.

Trastorno metabólico

La diabetes es un grave problema de salud pública. Decenas de millones de personas en los Estados Unidos la padecen, y decenas de millones más tienen "prediabetes", una condición en la que los niveles de azúcar en la sangre son cada vez más altos, pero no lo suficiente como para indicar la existencia de diabetes. La diabetes es una enfermedad muy grave. Una persona con diabetes tiene muchas más probabilidades de sufrir un ataque cardíaco, un derrame cerebral e incluso cáncer, ¡y eso puede suceder incluso con tratamiento! Si no se tratan, los diabéticos también pueden desarrollar ceguera, sufrir daños en los riñones y tener una mala cicatrización de las heridas que puede conducir a infecciones graves e incluso a la amputación. Muchos de estos problemas de salud surgen porque el alto nivel de azúcar en la sangre, cuando es crónico y pasa por picos altos, puede dañar los vasos sanguíneos. Cuando los tejidos y los órganos como los riñones o las extremidades no reciben un buen suministro de sangre, se dañan.

En los últimos veinte años, los médicos han comenzado a armar un cuadro como un rompecabezas. Hay muchos problemas de salud que se pueden pensar que parecen estar relacionados con la "edad media". Estos incluyen:

- Aumento de peso, a menudo alrededor del área abdominal.
- Alto nivel de azúcar en la sangre.
- Colesterol alto.
- Bajo HDL o colesterol "bueno".
- Presión arterial alta.
- Triglicéridos altos: un tipo de grasa en la sangre asociada con un mayor riesgo de ataque cardíaco y derrame cerebral. Resulta que los triglicéridos altos son causados por un exceso de azúcar y almidón en la dieta.

El estereotipo de esto es el hombre con "barriga cervecera". Puede tener una "barriga cervecera" sin beber cerveza porque la condición no es tanto de la cerveza en particular como de los almidones que hay en la cerveza. Así que, comer cualquier tipo de dieta basada en carbohidratos lo pone en riesgo con el paso de los años.

Los profesionales médicos observaron que estos problemas de salud - aunque cada uno puede ocurrir de forma aislada- suelen surgir en un grupo. Típicamente, una persona tendrá tres o más de ellos, y bastante a menudo sufren de todos estos problemas. Esto se llama síndrome metabólico.

Se considera que el síndrome metabólico es un defecto del metabolismo; concretamente, está relacionado con la digestión de los carbohidratos. Si es realmente un defecto o no depende de su perspectiva. Aquellos que lo consideran un defecto creen que comer una dieta basada en carbohidratos es natural, saludable y deseable. Este punto de vista es cuestionable. ¿Y si en cambio, como nuestros antepasados vivieron durante eones de tiempo en los que la proteína animal era la fuente de alimentación dominante, una dieta basada en carbohidratos es, de hecho, antinatural e indeseable? Tal vez las personas con síndrome metabólico no tienen realmente un síndrome en absoluto, tal vez las altas cantidades de carbohidratos en la dieta es similar a comer veneno. Y tal vez las personas que no tienen síndrome metabólico son simplemente más capaces de manejar el veneno.

Los médicos, siendo médicos, abordarán el problema del síndrome metabólico de manera predecible. Primero, dirán, "dieta y ejercicio". El problema principal es que "dieta" para ellos significa en realidad ¡comer más carbohidratos! Le dirán que coma "fruta y "granos enteros". Aunque un alimento de grano entero es más difícil de digerir, y por lo tanto no elevará el azúcar en la sangre tan rápidamente y tal vez no tan alto, usted todavía está comiendo una dieta basada en el azúcar si sigue este consejo. En segundo lugar, si la dieta de una persona no se aborda adecuadamente, aunque el ejercicio tiene muchos beneficios no relacionados con la pérdida de peso, el ejercicio por sí solo no va a curar el síndrome metabólico.

Esto lleva a nuestros amigos médicos al inevitable final del juego, que es cargar a sus pacientes con medicamentos. Primero, podría comenzar con píldoras para la presión arterial alta, y píldoras para controlar los niveles de triglicéridos y el colesterol. A estas alturas, el paciente está atrapado en un ciclo interminable. Eventualmente, para muchos, la diabetes será el resultado. Luego, más píldoras, y para algunos, inyecciones de insulina. Además, a pesar de todo esto, los problemas de salud están probablemente por venir, incluyendo un ataque al corazón. Pero los médicos dirán que era "inevitable" y que "solo puede empeorar", y lo mejor que pueden hacer es "controlarlo".

Dos curas naturales pueden revertir el síndrome metabólico y evitar el escenario anterior. Ellas son:

- Seguir una dieta baja en carbohidratos.
- Incorporar el ayuno intermitente en su estilo de vida.

Ahora una rápida introducción a los lípidos en la sangre para aquellos que necesiten una revisión, y para entender el ayuno de forma correcta.

Lípidos en la sangre

Los "lípidos sanguíneos" son moléculas de grasa y que contienen grasa transportadas por el flujo sanguíneo. El lípido más famoso de la sangre es el colesterol. Su cuerpo necesita el colesterol a pesar de toda la mala prensa que ha tenido. Se usa para hacer hormonas y proporciona componentes estructurales para las membranas celulares. El colesterol es transportado por el torrente sanguíneo por dos moléculas diferentes. La primera se llama LDL o colesterol "malo". LDL significa "lipoproteína de baja densidad" (del inglés *low density lipoproteins*). El LDL no es realmente colesterol; es una molécula que se utiliza para transportarlo a los distintos tejidos del cuerpo (contiene colesterol). Lipoproteína significa grasa + proteína.

El colesterol LDL puede causar enfermedades cardíacas al adherirse a las paredes de las arterias. Dependiendo de los componentes de la dieta, puede ser pequeño y duro o grande y esponjoso. Si se consume una dieta basada en carbohidratos, las partículas de LDL se vuelven pequeñas y duras, y pueden adherirse a las paredes arteriales, lo que eventualmente lleva a obstrucciones que causan un ataque al corazón y/o un derrame cerebral. Sin embargo, si se sigue una dieta baja en carbohidratos, las partículas de LDL se vuelven grandes y esponjosas, y es mucho menos probable que se adhieran a las paredes arteriales. Por lo tanto, una dieta baja en carbohidratos puede reducir el riesgo de enfermedades cardíacas.

El otro tipo de colesterol del que probablemente ha oído hablar es el "colesterol bueno". Se trata de la lipoproteína de alta densidad o HDL del (del inglés *High density lipoprotein*). El trabajo principal del HDL parece ser actuar como un equipo de limpieza. Recoge el exceso de LDL y, aparentemente, incluso del LDL pegado a las paredes arteriales y lo devuelve al hígado. Cuanto más alto sea el HDL, menor será el riesgo de enfermedad cardíaca y de accidente cerebrovascular.

El lípido notable final de la sangre es los triglicéridos. Los médicos no se tomaban los triglicéridos muy en serio hasta hace poco. ¿Recuerda cuántas décadas pasaron en las que solo hablaban del colesterol total? Luego, por un tiempo, fue el colesterol bueno y el malo. Bueno, ahora es el colesterol bueno y malo y, los triglicéridos.

Resulta que los triglicéridos altos son un marcador de mala salud. Básicamente:

- Un nivel de triglicéridos en ayunas de más de 149 mg/dL es malo.

- Un nivel de triglicéridos en ayunas de 100-149 se considera "normal", pero no es genial.

- Un nivel de triglicéridos en ayunas inferior a 100 es ideal.

Resulta que los niveles de triglicéridos y los niveles de colesterol HDL tienden a estar emparejados de forma opuesta:

- Las personas con triglicéridos altos suelen tener un colesterol HDL bajo.

- Las personas con triglicéridos bajos tienden a tener el colesterol HDL alto

Por lo tanto, los triglicéridos están muy ligados a un riesgo de ataque al corazón:

- Los triglicéridos altos (más de 149 mg/dL) y el HDL bajo (menos de 40 mg/dL) están vinculados a un riesgo muy alto de sufrir un ataque cardíaco en el futuro.

- Los triglicéridos bajos (especialmente por debajo de 100) y el HDL alto (por lo menos 45, más de 50 deseable) se relaciona con un riesgo muy bajo de tener un ataque cardíaco en el futuro.

El sistema médico sigue vendiendo la mentira de que los triglicéridos altos son causados por una dieta grasosa. Esto es completamente falso.

Los altos triglicéridos son causados por:

- Ingerir carbohidratos.

- Altos niveles de insulina.
- Hasta cierto punto, antecedentes familiares.

Así que, adivine qué... las personas propensas a la diabetes suelen tener altos triglicéridos y bajo colesterol HDL. Esto es cierto, tanto si ha desarrollado diabetes como si no.

Sin embargo, ¿adivine qué cura un alto nivel de triglicéridos? Por supuesto, los médicos están ansiosos por recetarle medicamentos para ello, pero hay dos formas naturales de hacerlo sin su ayuda:

- Altas dosis de aceite de pescado.
- Ingerir una dieta baja en carbohidratos.

Y otra forma de ayudar a reducir los triglicéridos: el ayuno intermitente.

Resumen

En este capítulo hemos examinado el papel que desempeñan las dos hormonas relacionadas con la digestión que regulan el azúcar en la sangre, el almacenamiento de glucógeno y la grasa corporal. Estas hormonas son la insulina y el glucagón. La insulina es una hormona relacionada con el estado de "alimentación": cuando usted come, la insulina se libera en el torrente sanguíneo para animar a las células a absorber el azúcar de la sangre que pueden utilizar para la energía. Un poco de azúcar en la sangre quedará en el aire, y la insulina promueve la fabricación de glucógeno o almidón almacenado en el hígado. Si se ha maximizado la capacidad de glucógeno en el hígado, este producirá grasa en su lugar. Si se ha maximizado la capacidad de almacenamiento de grasa del hígado, la grasa se liberará en el torrente sanguíneo y la insulina incitará a las células grasas a absorberla y almacenarla. Por lo tanto, la insulina puede ayudar a las personas a engordar, y esto sucede cuando las personas comen muchos carbohidratos.

El glucagón opera en el estado de ayuno, cuando el cuerpo ha estado sin comida por un tiempo. Promueve la descomposición del glucógeno en el hígado en glucosa para mantener altos los niveles de azúcar en la sangre. El glucagón también promueve la liberación de grasa por las células grasas para usarla como energía.

Las personas pueden volverse resistentes a la insulina, lo que significa que sus células no responden cuando la insulina trata de hacer que absorban el azúcar. El páncreas responde produciendo y liberando más insulina. Esto puede conducir a un mayor aumento de peso y a un círculo vicioso de aumento de la resistencia a la insulina que puede conducir a la diabetes, y el páncreas se desgasta y no es tan capaz de producir suficiente insulina para mantenerse al día. Las personas con diabetes de tipo 2 o que van en esa dirección desarrollarán altos niveles de azúcar en la sangre, ya que las células del cuerpo no están utilizando adecuadamente el azúcar.

El síndrome metabólico se produce cuando una persona desarrolla un alto nivel de azúcar en la sangre, grasa en la barriga, triglicéridos altos en la sangre, colesterol alto, bajo nivel de HDL o colesterol bueno, y posiblemente presión arterial alta.

Las personas que tienen diabetes suelen tener síndrome metabólico. Los diabéticos y las personas con síndrome metabólico tienen un alto riesgo de sufrir un ataque al corazón y/o un derrame cerebral.

El conjunto de problemas asociados al síndrome metabólico, incluyendo el aumento de peso, puede tratarse de forma natural mediante la adaptación de una dieta baja en carbohidratos. Cualquier tipo de estilo de vida bajo en carbohidratos es útil, pero la dieta keto parece ser la más adecuada para este propósito. Además, el ayuno, que actúa en el cuerpo de manera similar a la dieta keto, es una opción que puede ayudar a las personas a aumentar los beneficios que pueden lograr siguiendo un estilo de vida bajo en carbohidratos.

En los capítulos siguientes, examinaremos el fenómeno de la cetosis y ofreceremos una visión general de las opciones de dietas bajas en carbohidratos. La cetosis es un proceso por el cual el cuerpo utiliza la grasa en lugar del azúcar para obtener energía. Cuando se trata de una dieta baja en carbohidratos, es importante darse cuenta de que comer bajo en carbohidratos no es realmente una dieta en sí misma, aunque perder peso sea el objetivo de muchas personas. Los bajos niveles de carbohidratos se parecen más a un cambio de estilo de vida que a una dieta, y cuando se alcanzan los objetivos de pérdida de peso, es bueno mantenerse bajo en carbohidratos a largo plazo. Esto resultará en un sistema metabólico saludable y ajustado.

Capítulo 2 - Una introducción a la cetosis y al ayuno intermitente

Ahora que tiene una comprensión básica de lo que ocurre cuando digiere los alimentos, puede empezar a considerar el ayuno y cómo puede ayudar a la pérdida de peso y a mejorar la salud en general. Antes de entrar en los detalles del ayuno intermitente, discutiremos la cetosis, que es quemar grasa para obtener energía. La razón por la que se discutirá esto es que todos los tipos de ayuno dependen de la cetosis. También se ofrece una visión general de los diferentes estilos o métodos de ayuno.

¿Qué es la cetosis?

En el último capítulo, usted aprendió acerca de lo que sucede cuando digiere los carbohidratos y cómo su cuerpo responde a la glucosa en el torrente sanguíneo con la insulina. En circunstancias normales, cuando se consumen carbohidratos, el cuerpo utiliza el azúcar para obtener energía. Se puede decir que la quema de carbohidratos para obtener energía es el estado básico o predeterminado del cuerpo. Esto no se debe a que quemar los carbohidratos para obtener energía sea mejor, no lo es; simplemente es más fácil quemar los carbohidratos. Sin embargo, la grasa produce más energía. Cada gramo de carbohidratos produce cuatro calorías de energía, mientras que un gramo de grasa produce más del doble con nueve calorías.

Cuando el suministro de carbohidratos en el cuerpo es bajo, el cuerpo descompone la grasa en moléculas llamadas *cetonas* que puede utilizar para obtener energía. Las cetonas se producen a partir de la grasa del hígado y se liberan en el torrente sanguíneo, donde pueden ser transportadas a las células del cuerpo, incluyendo el cerebro, que las utiliza para obtener energía. El proceso de usar las cetonas para la energía se llama cetosis.

Hay muchas maneras de que su cuerpo entre en cetosis. Un método indeseable es a través de la inanición. Sin carbohidratos disponibles, una persona que se muere de hambre no tiene opciones. Su cuerpo utilizará la cetosis para obtener energía durante el tiempo que pueda después de que las reservas de glucógeno se hayan agotado en el hígado.

Recuerde que el glucógeno es un tipo de almidón que se almacena en el hígado para usarlo como reserva de emergencia. Cuando no hay otra fuente de glucosa disponible, el hígado descompone el glicógeno en moléculas de glucosa individuales para que el nivel de glucosa en la sangre se mantenga dentro de un rango saludable. Sin embargo, este procedimiento solo funciona durante un corto período de tiempo. El hígado solo tiene suficiente glicógeno para que este proceso dure unas 24 horas.

Las personas con diabetes también pueden entrar en un estado en el que el cuerpo tiene cetonas en el torrente sanguíneo de forma involuntaria. Esto ocurre cuando el paciente tiene un nivel inadecuado de insulina o se salta una dosis. Esto llevará al paciente a entrar en un estado llamado cetoacidosis, en el que el azúcar en la sangre es extremadamente alto, hay cetonas en la sangre y la sangre se vuelve ácida. Esta es una situación de emergencia y no debe confundirse con el estado de cetosis. Cuando está en estado de cetosis, su sangre no es ácida. Un diabético en cetoacidosis experimentará confusión mental, micción frecuente, náuseas y vómitos. Normalmente se trata con la administración de insulina y es más común entre los diabéticos de tipo 1.

La cetosis es un estado completamente natural. Es la reacción saludable del cuerpo ante la falta de disponibilidad de glucosa como combustible.

Hay tres formas de entrar en un estado de cetosis a propósito. Una forma es a través del ejercicio, pero ese no es el método más eficiente. También puede entrar en la cetosis siguiendo una dieta baja en carbohidratos. La tercera forma es a través del ayuno, que es la privación voluntaria de alimentos, pero por un tiempo determinado.

¿Qué es el ayuno intermitente?

Anteriormente aprendió que estar en el estado de alimentación puede causar muchos problemas de salud. Los niveles de insulina permanecen altos, lo que lleva a un aumento de peso y a la resistencia a la insulina. A largo plazo, esto puede conducir al desarrollo de problemas de salud, incluyendo diabetes, inflamación, enfermedades cardíacas e incluso cáncer.

El ayuno intermitente es estar sin comida durante un período fijo a propósito. Esto se hace para promover el estado de ayuno, donde la hormona glucagón actúa para promover la pérdida de peso. Y cuando esto sucede, los niveles de insulina se reducen. Como resultado, el cuerpo puede experimentar los siguientes cambios:

- Reducción de los niveles de azúcar en la sangre.
- Aumento de la sensibilidad a la insulina, o, dicho de otro modo, disminución de la resistencia a la insulina.
- Menores reservas de glucógeno en el hígado.
- Menores depósitos de grasa en el hígado.
- El cuerpo pasa más tiempo quemando su grasa para obtener energía, lo que resulta en una pérdida de peso saludable.

- El ayuno promueve un aumento de la hormona del crecimiento humano.

- Se desencadena el proceso de *autofagia*, renovando las células y los tejidos del cuerpo, retardando el proceso de envejecimiento y promoviendo la salud en general.

En resumen, el ayuno intermitente promueve la reducción de la insulina y el azúcar en la sangre, la hormona del crecimiento humano y la autofagia, al tiempo que ayuda a reparar los trastornos del metabolismo. Puede darse el caso de que el ayuno intermitente pueda aumentar el promedio de vida.

Ayuno prolongado

Es posible ayunar durante un período prolongado, desde más de un día hasta varios días o semanas. Algunas personas reclaman beneficios adicionales para la salud, pero esto no debe confundirse con el ayuno intermitente.

Tipos de ayuno intermitente

Hay muchas maneras diferentes de implementar el ayuno intermitente. El término "intermitente" significa que *se produce a intervalos periódicos, no continuos o constantes.* Por lo tanto, no estamos hablando de ayunar durante 40 días y 40 noches seguidas. El ayuno intermitente significa elegir un espacio regular en el calendario para ayunar durante un tiempo limitado. Cuando se practica el ayuno intermitente, los períodos en los que el cuerpo está en estado de alimentación disminuyen. Esto se hace para limitar o minimizar el tiempo durante el cual la insulina actúa en el cuerpo y todo lo que viene con ella. El ayuno intermitente se puede hacer de forma personalizada.

En resumen, el ayuno intermitente significa que se *restringe el tiempo de consumo* de alimentos y, en muchos casos, no es técnicamente "ayuno", que implica pasar al menos 24 horas sin consumir alimentos.

Cuando se utiliza el ayuno intermitente, el día o la semana se divide en un período de ayuno y un período de *alimentación*. El período de ayuno será un período de tiempo en el que solo se consume agua o bebidas, como café, té o caldo de huesos, que tienen cero calorías o pocas calorías, aunque algunos métodos de ayuno permiten el consumo de un número mínimo de calorías.

El ayuno tiene una larga historia que se remonta a la antigüedad. Fue reconocido desde hace mucho tiempo como un método para curar el cuerpo y promover la salud y ha sido utilizado como una herramienta para lograr la claridad mental y alcanzar la comprensión espiritual por las grandes tradiciones religiosas del mundo. Hipócrates, el médico de la antigua Grecia, fue uno de los primeros médicos en señalar que el ayuno era una forma de ayudar al cuerpo a curarse a sí mismo. Sin embargo, los beneficios del ayuno se perdieron para la historia en los últimos siglos, cuando la mayor disponibilidad de alimentos llevó a las personas a desviarse, centrándose en comer todo el tiempo en lugar de experimentar los beneficios del ayuno. Todo esto cambió con la introducción de la dieta 5:2.

Examinemos los métodos más populares de ayuno intermitente:

La dieta 5:2

El ayuno intermitente es un ayuno que se hace de forma programada, regular y limitada en el tiempo. Una forma de hacerlo, y que se hizo muy popular hace unos años, es ayunar dos días por semana, y comer normalmente cinco días por semana. Este tipo de ayuno se llama la dieta 5:2. Aunque se puede usar la dieta 5:2 con el estilo de vida del keto o del paleo, no se requiere ningún método específico de dieta. Incluso puedes usar el ayuno 5:2 con la dieta estándar americana si lo desea.

Cuando se sigue la dieta de 5:2, los dos días de ayuno deben estar separados por al menos un día de comida. Así que comer el lunes, miércoles, viernes, sábado y domingo, mientras se ayuna el martes y el jueves sería aceptable. Sin embargo, ayunar el martes y el miércoles mientras se come los días restantes no sería razonable.

En los días de ayuno, hay dos opciones. La primera es ayunar de verdad, lo que significa consumir solo líquidos libres de calorías. La segunda opción es restringir las calorías en el día de ayuno. Usando este método, usted todavía come en un día de ayuno, pero limita su consumo calórico total a 500 calorías.

La dieta 4:3

La dieta 4:3 usa los mismos principios de la dieta 5:2, pero añade un día más de ayuno. Como en la dieta 5:2, los tres días de ayuno deben estar separados entre sí por al menos un día cuando el cuerpo está en estado de alimentación, y los días de ayuno pueden ser de ayuno real o simplemente días de reducción de calorías.

Ayuno completo de 24 horas a veces llamado *"Eat Stop Eat"*

Una de las formas más básicas de ayunar es evitar comer durante un período de 24 horas, y luego comer de nuevo. Este tipo básico de ayuno de un día se llamó *"Eat Stop Eat"* en un libro escrito por Brad Pilon. Este tipo de ayuno requiere más disciplina y no es para todo el mundo.

48 horas de ayuno

Esta es una extensión del ayuno completo de 24 horas a dos días.

Ayuno prolongado

Como puede ver, podemos continuar el proceso añadiendo más días al ayuno. Un programa de ayuno extendido implica ayunar por lo menos tres días y hasta siete días. Cuando se sigue un programa de ayuno prolongado, los días de ayuno se suceden uno tras otro. Esta es una versión más extrema del ayuno y no se recomienda.

Ayuno seco

El ayuno seco es una variante del ayuno de 24 o 48 horas donde también se evitan los líquidos.

Ayuno de día alterno

El ayuno en días alternos es otra forma de describir el ayuno de 4:3. Es simplemente ayunar un día y comer al siguiente, y luego ayunar de nuevo, con hasta tres días de ayuno por semana permitidos.

Dieta del guerrero

La dieta del guerrero es un método de ayuno que puede incorporarse al estilo de vida de las personas que utilizan el ejercicio intenso y vigoroso. Este es un método de ayuno que utiliza una gran comida al día. El plan general es hacer ejercicio vigoroso veinte horas después de la última comida, y luego comer la siguiente comida grande dentro de las cuatro horas siguientes a la sesión de ejercicio.

Fasting Mimicking Diet o FMD (dieta que simula el ayuno)

La **dieta que simula el ayuno** o FMD, consiste en elegir entre dos o cinco días al mes en los que se consuma una dieta reducida en calorías. En los días de bajas calorías, se permite una dieta de 800 - 1.000 calorías por día. En ese sentido, no es una verdadera dieta de ayuno. En los días de ayuno, se supone que el participante debe comer alimentos bajos en calorías que son moderados en proteínas, grasas y carbohidratos. Ejemplos comunes incluyen hongos y aceitunas. Se ha demostrado que este tipo de dieta reduce la insulina y la presión arterial.

Ayuno de una comida al día

Este es el enfoque principal de este libro. Usando este método, usted come una comida por día, generalmente recomendada dos o tres días por semana si está siguiendo una dieta que ya lo pone en cetosis como keto o Atkins. Si no está siguiendo ninguna dieta especializada, puede utilizar un ayuno de una comida al día. Eso le ayudará a asegurarse de que pasa mucho tiempo en la cetosis, sin importar lo que esté comiendo.

Ayuno 16:8

Este tipo de ayuno limita el estado de alimentación a ocho horas cada día mientras ayuna las otras dieciséis horas. Por ejemplo, se puede restringir la comida de las diez de la mañana a las seis de la tarde, o de las once de la mañana a las siete de la tarde. Los defensores del ayuno de 16:8 horas sugieren que se fije la meta de comer la última comida del día antes de las siete de la tarde, y la evidencia muestra que esto conduce a mejores resultados. Puede usar el ayuno de 16:8 horas diariamente, o solo unos pocos días a la semana.

Ayuno 20:4

Como el nombre sugiere, esta es una variación del plan de ayuno de 16:8. El tiempo de ayuno se incrementa a veinte horas por día, y la ventana de comida o estado de alimentación se limita a cuatro horas. Se puede comer una o dos comidas usando este tipo de ayuno; por ejemplo, se puede comer entre las dos y las seis de la tarde cada día. Al igual que el ayuno de las 16:8, puede hacer esto con frecuencia, incluso todos los días, si lo desea.

Inanición vs. Ayuno

Mucha gente confunde la inanición con el ayuno; sin embargo, no son lo mismo. La primera diferencia obvia es que cuando el cuerpo está en modo de inanición, es un estado involuntario. Tal vez ha habido una hambruna en la que se han destruido todas las cosechas o tal vez ha sido tomado como prisionero. La razón exacta no es importante; el punto es que alguna fuerza externa está impidiendo que obtenga la comida que desea comer.

Sin embargo, esa no es la única diferencia. Incluso cuando una persona entra en un estado de inanición, inicialmente pasa por un estado de ayuno. En resumen, el ayuno es un estado de utilización de la grasa almacenada en el cuerpo para obtener energía para pasar un corto período en el que no hay comida disponible. Esto se desarrolló en tiempos prehistóricos cuando la gente tenía que tener energía disponible para funcionar en medio de poder cazar o recolectar alimentos. Su cuerpo también entra en un estado de ayuno cada noche cuando duerme, como se discutió en el capítulo anterior. En otras palabras, cuando está en el estado de ayuno, va a ingerir comida en poco tiempo, ya sea más tarde en el día, al día siguiente o dentro de un par de días. Cuando está en estado de inanición, puede que nunca obtenga una alimentación adecuada. La inanición tampoco implica necesariamente la ausencia total de calorías; podría estar recibiendo un nivel de calorías inferior a los niveles de subsistencia.

Cuando el cuerpo está en modo de ayuno, mantendrá los niveles normales de metabolismo. Cuando el cuerpo entra en el modo de inanición, que ocurre cuando hay una ausencia prolongada de calorías adecuadas, el cuerpo ralentizará masivamente su metabolismo para conservar la energía. Eventualmente, el cuerpo comenzará a devorarse a sí mismo, consumiendo su tejido muscular por el contenido de proteínas, y estará desnutrido debido a la falta de vitaminas, minerales y otros nutrientes adecuados.

Los beneficios del ayuno intermitente

Como se mencionó anteriormente, hay muchos beneficios del ayuno intermitente. Las personas que tratan de mejorar su salud, especialmente las que sufren de prediabetes, obesidad o incluso diabetes, se beneficiarán enormemente de la reducción de los niveles de insulina y de azúcar en la sangre. Hay muchas opciones disponibles para el ayuno, y usted puede personalizarlo a su estilo de vida y su dieta:

- Reducción del azúcar en la sangre. Cuando está en ayunas, una consecuencia obvia es que no está consumiendo carbohidratos. Los niveles de azúcar en la sangre bajarán y se mantendrán a un nivel más bajo.

- **Reducción de los niveles de insulina.** Los estudios muestran que mientras se ayuna, los niveles de insulina bajan. De hecho, lo sabemos por los primeros principios, ya que los niveles de insulina aumentan en respuesta a la ingesta de alimentos (carbohidratos) y disminuyen en respuesta al estado de ayuno.
- **Pérdida de peso.** El ayuno intermitente le ayudará a perder peso. A corto plazo, privar al cuerpo de calorías acelerará el metabolismo.
- **Reducción de la grasa del abdomen.** El ayuno parece ser muy beneficioso para las personas que tienen síndrome metabólico. Uno de los resultados de incorporar un programa de ayuno en su estilo de vida es la reducción de la grasa del abdomen.
- **Reducción de los triglicéridos.** El ayuno puede reducir los triglicéridos en la sangre, ya que se producen principalmente en respuesta al consumo de carbohidratos o alcohol.
- **Renovación de los tejidos del cuerpo.** El ayuno intermitente promueve la autofagia y un aumento de la hormona del crecimiento humano.
- **Reducción del riesgo de enfermedades cardíacas.** En los últimos años, los médicos se han dado cuenta de que los altos niveles de azúcar en la sangre y los altos niveles de triglicéridos se encuentran entre los factores más importantes para determinar el riesgo de una persona de contraer una enfermedad cardíaca. Al reducir la insulina, el azúcar en sangre y los triglicéridos, el ayuno puede ayudar a reducir el riesgo de sufrir tanto un ataque al corazón como un derrame cerebral.
- **Reducción del riesgo de diabetes.** El ayuno intermitente reduce los niveles de insulina durante el período de ayuno, y esto ayuda al cuerpo a aumentar la sensibilidad a la insulina. Con el aumento de la sensibilidad a la insulina, habrá una disminución de los niveles de azúcar en la sangre. Lo

sorprendente del aumento de la sensibilidad a la insulina producido por el ayuno intermitente es que esto ayuda en general, de modo que incluso si usted está consumiendo algunos carbohidratos como parte de su dieta normal, su cuerpo los manejará mejor de una manera más saludable porque la resistencia a la insulina se reduce. En algunos casos, la diabetes puede incluso revertirse.

El impacto del ayuno en el crecimiento insulínico tipo 1 o IGF-1

El IGF-1 es una hormona de crecimiento llamada "factor de crecimiento similar a la insulina uno". Esta hormona tiene muchos efectos; algunos buenos, otros malos. Entre los malos, el IGF-1 puede promover el crecimiento del cáncer y reducir la esperanza de vida. El IGF-1 ayuda a mantener los niveles normales de azúcar en la sangre, pero tiene un impacto relativamente débil en comparación con la insulina. Puede promover el crecimiento normal de las células y también está involucrado en la mediación de los efectos de la hormona del crecimiento humano. Se ha descubierto que al menos algunos tipos de ayuno pueden reducir los niveles de IGF-1. Aunque la hormona tiene algunos efectos positivos, generalmente se considera algo bueno el reducir los niveles de IGF-1 en la sangre.

¿Quién no debería ayunar?

El ayuno intermitente suena fácil, práctico y beneficioso. Y para la gran mayoría de la gente, lo es. Sin embargo, es importante reconocer que el ayuno intermitente no es para todos. Debe hablar con su médico si planea incorporar el ayuno en su estilo de vida, pero hay ciertos grupos de personas que deben ser muy precavidos al adoptar el ayuno, si es que lo adoptan. Evaluemos rápidamente a las personas que no van a estar bien adaptadas al ayuno:

- Las nuevas madres, especialmente si están amamantando. Las madres primerizas no deberían aceptar el ayuno. Si una mujer está amamantando, el ayuno está fuera de discusión durante esta situación temporal.

- Mujeres embarazadas. Una mujer no debe ayunar durante el embarazo, ya que necesita mantener altos niveles de consumo de alimentos nutritivos para asegurar que el feto se desarrolle normalmente.

- Cualquier persona que sufra de anorexia o bulimia. Si sufre de un trastorno alimentario o relacionado con la alimentación, por favor, busque la ayuda de su médico. En ningún caso, ninguna persona que sufra de anorexia o bulimia debe considerar la posibilidad de ayunar.

- Diabéticos de tipo 1.

- Diabéticos de tipo 2. Los diabéticos de tipo 2 pueden ayunar, pero necesitan hacerlo bajo supervisión médica. El ayuno puede resultar en un inusual bajo nivel de azúcar en la sangre, y en todos los casos, posiblemente requerirá el ajuste de sus medicamentos. Cualquier persona diagnosticada con diabetes tipo 2 necesita hablar con su médico antes de comenzar un programa de ayuno.

- Prediabéticos. Aunque los prediabéticos no tienen que preocuparse por la medicación, deben acercarse al ayuno con cuidado. Si no se sigue una dieta de keto, puede producirse un bajo nivel de azúcar en la sangre, con el riesgo de hipoglucemia. Si ya está tomando medicamentos recetados, como la metformina, debe hablar con su médico sobre la incorporación del ayuno en su estilo de vida.

- Personas menores de dieciocho años. Cualquier persona menor de dieciocho años no debería practicar el ayuno, aunque esté respaldado por los padres.

- Los ancianos. Cualquier persona mayor no debería ayunar a menos que pueda hacerlo bajo un nivel razonable de supervisión.
- Personas delgadas. Si su IMC es inferior a lo que se considera normal, entonces no debe ayunar.

Una advertencia a las personas que no están en ninguna de las categorías anteriores: Cuando inicien el ayuno las primeras veces, háganlo en circunstancias muy controladas por si surgen problemas. Inténtelo unas cuantas veces antes de decidirse a ayunar y a realizar cualquier actividad física vigorosa, y disminuya su rutina de entrenamiento físico varias veces antes de seguir adelante a toda marcha.

¿Para quién está ayunando?

El ayuno es prácticamente para cualquiera que no esté en la lista anterior. Si usted es obeso o tiene sobrepeso, entonces el ayuno es definitivamente algo que puede incorporar a su programa de salud y pérdida de peso, siempre y cuando no sea un diabético diagnosticado con insulina u otros medicamentos. El ayuno definitivamente le ayudará a normalizar sus niveles de azúcar en la sangre, a perder peso, a reducir su presión arterial y a disminuir sus triglicéridos, entre otros beneficios.

El ayuno también puede incorporarse a su estilo de vida si no tiene sobrepeso ni es obeso, sino que simplemente busca maximizar su salud. Muchas personas que están en los rangos de peso normal hacen exactamente esto. El ayuno le ayudará a mantener su peso y buena salud con el tiempo. El ayuno también puede ayudarle a evitar la diabetes manteniendo los niveles de insulina bajos y fomentando una mayor sensibilidad a la insulina. Además, hay muchos otros beneficios que puede obtener del ayuno y que no están relacionados con la pérdida de peso o con la salud en relación con el azúcar en la sangre.

En cualquier caso, si usted tiene alguna dificultad de salud conocida o encuentra algún problema durante el ayuno, debe consultar con su médico.

¿Cuánto tiempo necesita ayunar y por qué?

Hay dos objetivos principales del ayuno de los que debe ser consciente junto con el tiempo necesario para lograr ambos:

- Quemando a través de las reservas de glucógeno: El primer objetivo del ayuno es atravesar las reservas de glucógeno del hígado. La razón por la que hacemos esto es para que podamos poner el cuerpo en un estado de cetosis. Si ya está siguiendo una dieta keto o baja en carbohidratos, entonces puede que ya haya hecho esto. Lleva al menos 6-8 horas atravesar las reservas de glucógeno y empezar a quemar grasa. Puede ver por qué comer a altas horas de la noche, y luego otra vez a primera hora de la mañana, causa problemas con el aumento de peso o la inhibición de la pérdida de peso - no hay mucho tiempo, si es que lo hay, para quemar la grasa si se sigue ese tipo de patrón de alimentación. Además, el "picoteo" constante a lo largo del día significa que las reservas de glucógeno en el hígado se repondrán constantemente.

- Autofagia: Si está incorporando el ayuno en su estilo de vida por motivos de salud, querrá ayunar lo suficiente para desencadenar la autofagia. Como mínimo, tardará doce o dieciséis horas en desencadenar esta.

Así que vemos que como mínimo tardará doce horas en entrar en un estado de ayuno, y la investigación asume esto. Estudios de hombres que siguen un patrón de dieta de ayuno con una ventana de doce horas de comer no mostraron ningún beneficio. La razón es que tener una ventana de doce horas durante la cual se consume comida significa que se come inmediatamente cuando se entra en el estado de ayuno.

En los mismos estudios se comprobó que los participantes obtenían un gran número de beneficios al limitar la alimentación a una ventana de ocho horas. Esto pone el tiempo total sin comer a dieciséis horas por día, y el tiempo en el verdadero estado de ayuno a unas cuatro horas. Así, el plan 16:8 le dará una pequeña cantidad de tiempo de ayuno cada día, lo que sin duda ayudará. Se encontró que incluso si no había pérdida de peso, los participantes que ayunaron con el método 16:8 mostraron otros beneficios, tales como la disminución de la presión arterial, la reducción del azúcar en la sangre y la disminución de los triglicéridos.

Capítulo 3 - Ayuno intermitente de una comida al día: conceptos básicos

El método de ayuno de 16:8 tiene mucho atractivo para la gente que busca una forma de ayunar sin saltarse un día entero antes de su próxima comida. Sin embargo, como se vio al final del último capítulo, los beneficios del ayuno son mínimos cuando se sigue este patrón. Simplemente no hay suficiente tiempo en el estado de ayuno para que el cuerpo obtenga los beneficios. Es un asunto sencillo de observar a partir de esto que podemos empezar a reducir la ventana durante la cual se consumen alimentos con el fin de aumentar los beneficios que su cuerpo puede lograr de ayunar, sin dejar de ser capaz de comer todos los días. Esto puede ser algo que usted desee perseguir; puede tener una ventana personalizada de comer que podría ser de seis horas, o cuatro horas en lugar de una ventana completa de ocho horas. Sin embargo, si va a comer más de cuatro horas o menos, tiene más sentido comer una gran comida en lugar de tratar de encajar una o más comidas en un corto período de tiempo como cuatro horas.

¿Qué es la dieta de ayuno intermitente de una comida al día?

Naturalmente, llevar a cabo este proceso de reducción le lleva a comer una comida al día sin ninguna "ventana" de consumo. Se puede aplicar un proceso limitante que reduce continuamente la ventana de consumo, manteniendo el objetivo de ingerir comida todos los días. En otras palabras, ¿por qué no comer simplemente una vez cada veinticuatro horas?

Los principios del enfoque de una comida al día son muy sencillos. Simplemente se siguen estas reglas:

- Período de ayuno: Ayuna durante 23 horas cada día. Durante este tiempo, solo consume líquidos que tienen cero o muy pocas calorías. La mayoría de la gente se limitará a beber agua y tal vez té o café. Es importante tener en cuenta que, si elige tomar té o café, son diuréticos, y mantener el consumo de agua durante el ayuno es importante. Además, algunas personas beberán caldo de huesos durante el ayuno, lo que puede proporcionar un pequeño número de calorías. Sin embargo, las calorías del caldo de huesos pueden considerarse insignificantes, y la gente bebe el caldo de huesos para obtener el contenido de minerales y no por las calorías.

- Período de alimentación: Consume su única comida al día en una ventana de tiempo de 60 minutos o menos.

Comer una comida al día tiene más beneficios de los que se ven a simple vista. Ciertamente, hacerlo le dará una mayor cantidad de tiempo en el estado real de ayuno que lo que obtendrá teniendo una gran ventana de consumo de hasta ocho horas. Sin embargo, hay un segundo beneficio en que usted estará consumiendo menos alimentos. Puede comer mucho durante los 60 minutos que dura su ventana de alimentación, pero no hay mucho que pueda comer de una sola vez, incluso si se atiborra. Como resultado, su consumo calórico total se reducirá incluso si está comiendo una gran cantidad durante su comida en comparación con el seguimiento de un tipo de ayuno intermitente de 16:8.

Las investigaciones científicas han demostrado que las dietas bajas en calorías pueden aumentar la longevidad y retrasar el proceso de envejecimiento. Sin embargo, una dieta reducida en calorías tiene algunas desventajas. Las personas que siguen una dieta reducida en calorías descubren que tienen menos energía, sienten frío y tienen una libido más baja. Típicamente, una persona que sigue una dieta reducida de calorías limitará su consumo total de calorías a algo así como 800 calorías por día. Un programa de ayuno intermitente de una comida al día limitará naturalmente las calorías consumidas, pero la realidad es que no hay un límite oficial de consumo de calorías. Puede comer hasta que esté satisfecho durante su ventana de tiempo de 60 minutos. Una dieta reducida en calorías ralentizará el metabolismo, pero ese no es el objetivo del ayuno intermitente.

La reducción de calorías no solo ralentiza el proceso de envejecimiento, sino que ha demostrado que la limitación de la ingesta de calorías en torno al 15% durante un período prolongado reduce el riesgo de contraer muchas enfermedades "occidentales" crónicas, como el cáncer, las enfermedades cardíacas, la enfermedad de Alzheimer y la demencia. Se cree que estos beneficios se derivan de un metabolismo más lento, que resulta de estar en un estado crónico de consumo de calorías reducidas. Cuando el metabolismo se ralentiza, hay menos producción de radicales libres dañinos.

La reducción de calorías llevada a cabo durante un largo período de tiempo obviamente lleva a la pérdida de peso. Como resultado, muchos de los beneficios atribuidos a las dietas radicalmente restrictivas en calorías pueden deberse al simple hecho de que las personas que las siguen evitan los problemas que se derivan del sobrepeso y la obesidad. Sin embargo, hay formas mucho mejores de ponerse en forma y mantener un peso saludable, como seguir una dieta keto o paleo.

Algo que las personas que promueven dietas con restricción de calorías pasan por alto es que cuando se consume comida, se va a reponer el glucógeno en el hígado y los azúcares en la sangre van a aumentar. Típicamente, las dietas con restricción de calorías se aconsejan sin tener en cuenta el contenido de los alimentos. Si usted está consumiendo carbohidratos en una dieta restringida en calorías, entonces usted va a utilizar el azúcar en la sangre para la energía. La pérdida de peso ocurrirá debido a la privación de calorías, pero no obtendrá los beneficios que obtendrá de un auténtico ayuno o de seguir una dieta keto o baja en carbohidratos, como la de Atkins.

Hay cuatro formas en que los profesionales médicos miden la quema de calorías. La primera forma se llama tasa metabólica basal o BMR (del inglés *basal metabolic rate*). Esta es la tasa a la que se queman las calorías para mantener las funciones vitales del cuerpo. Es el número mínimo de calorías que el cuerpo necesita quemar para mantener el funcionamiento del cerebro, el ritmo cardíaco y la respiración. En otras palabras, el BMR es el mínimo necesario para obtener oxígeno, bombear sangre, y mantenerse consciente.

Otras dos formas de quemar calorías se llaman *efectos térmicos*. El simple hecho de desplazarse provoca la quema de calorías, ya sea que se levante para pasar de una silla a otra o haga ejercicio. Ese tipo de quema de calorías se llama el efecto térmico del ejercicio, es decir, las calorías que se queman al realizar una actividad física.

Relacionado con esto está "NEAT" (del inglés non-exercise activity thermogenesis), que es una medida de las calorías quemadas en movimientos incidentales, como el giro de los pulgares. Nadie nunca se sienta completamente quieto, y si observa una habitación llena de estudiantes de secundaria sentados en escritorios, notará que están constantemente inquietos. Esto se denomina termogénesis de actividad no relacionada con el ejercicio: calorías que se queman al moverse sin levantarse y utilizar los grupos de músculos grandes. En su mayor parte, este tipo de actividad ocurre a nivel subconsciente, y las personas más jóvenes queman más calorías de esta manera que las personas mayores que se han "ralentizado".

Otra forma básica de quemar calorías es comiendo. La digestión es un proceso activo, así que va a quemar algunas calorías. De hecho, quema hasta el 10% de las calorías que consume con solo digerir una comida. Esto se llama el efecto térmico de la comida.

En resumen, una dieta con restricción de calorías es más parecida a entrar en un estado de inanición que a un ayuno intermitente. El llamado modo de inanición es un estado en el que el cuerpo entra cuando siente que necesita conservar energía en respuesta a un estado de privación de alimentos que puede llevar a la pérdida de la vida. Si entra menos energía en el cuerpo, entonces intenta mantener un equilibrio reduciendo el gasto de energía, es decir, ralentizando el metabolismo. El cuerpo intentará luchar, y a corto plazo aumentará la sensación de hambre para motivarle a buscar y consumir algunas calorías.

La restricción de calorías hace que los niveles de cuatro hormonas en su cuerpo disminuyan. La primera de ellas es la hormona tiroidea. Esta hormona es importante para mantener la tasa metabólica basal. Niveles más altos de la hormona tiroidea resultarán en un mayor consumo de oxígeno y utilización de la energía y conducirán a la producción de más calor corporal. Las deficiencias de la hormona tiroidea no son normales y son tratadas por profesionales médicos por razones ajenas al alcance de este libro; sin embargo, una cosa que hay que tener en cuenta es que las personas con niveles más bajos de la hormona tiroidea pueden tener temperaturas corporales ligeramente más bajas. Seguir una dieta reducida en calorías puede hacer que los niveles de la hormona tiroidea bajen.

Una dieta reducida en calorías también puede hacer que los niveles de una hormona llamada leptina bajen. La leptina es producida por las células grasas y actúa dentro del cerebro en una región llamada hipotálamo. La leptina tiende a inhibir el hambre, por lo que un descenso en los niveles de leptina puede aumentar la sensación de hambre. Se puede ver que una caída en los niveles de leptina es parte de la respuesta del cuerpo de tratar de que usted coma cuando se enfrenta a una reducción de la ingesta de calorías.

Por último, al seguir una dieta reducida en calorías, verá una reducción en los niveles de la hormona norepinefrina. Puede pensar en esta hormona como una hormona de "lucha o huida", en otras palabras, prepara al cuerpo para actuar.

Viendo cómo las hormonas impactadas por una dieta reducida de calorías actúan en el cuerpo, puede entender que alguien que sigue una dieta reducida constante estará básicamente operando en un estado lento y semi-letárgico. Todas las dietas, por supuesto, implican algún nivel de reducción de calorías. Sin embargo, los niveles de consumo de calorías en el curso de la vida diaria en las sociedades modernas implican el consumo de muchas más calorías de las que necesitamos. Segundo, una dieta como la de keto restringe naturalmente las calorías sin entrar en un estado de inanición. Cuando sigue una dieta como la de keto, come lo que su cuerpo necesita, pero no entra en un estado de inanición como el que recomiendan los practicantes de una dieta con restricción de calorías, y así no termina en un estado de semiprivación lento.

Un efecto secundario de una dieta estrictamente reducida en calorías -y que muchas personas se desaniman- es que inevitablemente significa una reducción de la masa muscular. Cuando el cuerpo se enfrenta a una continua privación de calorías tan bajas que están cerca del nivel de inanición real, el cuerpo comenzará a quemar su propia proteína, lo que significa que va a quemar su masa muscular. Esto causa una mayor pérdida de peso y ralentiza aún más el metabolismo, ya que el tejido muscular quema más energía en un período de tiempo determinado que otros tejidos. Si piensa en la persona que sigue una de estas dietas extremadamente reducidas en calorías como un profesor universitario delgado y de aspecto enfermizo con pelo gris, barba y gafas, no está muy lejos de la realidad. Sin embargo, cuando se sigue una dieta de una sola comida al día, se puede evitar el problema de consumir la masa muscular comiendo muchas proteínas durante la comida. Recuerde que la ingesta de proteínas es vital para que el cuerpo siga funcionando, y tiene que obtener las proteínas de algún lugar. En ausencia de una ingesta adecuada de proteínas, el cuerpo descompondrá la masa muscular porque los procesos normales del cuerpo que requieren proteínas deben continuar para mantenerse vivo.

Las personas que están utilizando el poder del ayuno intermitente buscan lograr los beneficios para la salud del ayuno sin entrar en un estado de inanición, por lo que buscar reducir la quema de calorías y ralentizar el metabolismo de forma masiva no está en la lista de cosas por lograr. De hecho, muchas personas que utilizan el ayuno intermitente como herramienta buscan tener un metabolismo más alto en lugar de entrar en un estado de metabolismo lento y restringido de casi inanición. Restringir voluntariamente las calorías a un nivel cercano al de la inanición para aumentar el promedio de vida, en realidad suena como un mal intercambio. ¿Por qué querría una vida más larga si es una persona delgada y lenta? Resulta que, usando el ayuno intermitente, podemos obtener muchos de los beneficios de una dieta reducida en calorías, pero sin las desventajas.

Con la pérdida de peso viene una reducción del gasto calórico. Cuando se tiene menos tejido corporal, simplemente se queman menos calorías. Alguien que pesa 200 libras quemará más calorías que alguien que pesa 150 libras por el mero hecho de realizar las actividades del día y existir. Por supuesto, le dolerá la cabeza si intenta calcular cuántas calorías está quemando, y ese es un detalle del que no tiene que preocuparse de todos modos. La única regla que hay que tener en cuenta es que se necesita un déficit de 3.500 calorías para quemar una libra de grasa (0.454 kg), o, dicho de otro modo, una libra de grasa corporal almacena 3.500 calorías.

El ayuno intermitente de una comida al día no tiene que ver con la privación

El propósito de la discusión anterior no es disuadirlo de seguir un programa de ayuno intermitente; debería hacer lo contrario. Los efectos de una dieta crónicamente reducida en calorías de 800 -1.000 calorías por día (1.000 calorías es el límite superior para los hombres) son similares a estar en un estado de inanición. Si las calorías se restringieran a cantidades más pequeñas, el resultado sería la muerte, por lo que el cuerpo intenta luchar contra este estado fomentando el hambre, consumiendo masa muscular y ralentizando las funciones del cuerpo para que pueda trabajar más eficientemente y consumir menos calorías.

Sin embargo, con el ayuno intermitente, algunos de nuestros objetivos son lo contrario de lo que resulta de seguir una dieta severamente restringida en calorías. De hecho, muchas personas que usan el ayuno intermitente quieren aumentar, no reducir, su metabolismo. Las personas que siguen una dieta reducida en calorías se ven obligadas a tomar suplementos vitamínicos. Esto contrasta con una dieta de una comida al día (aunque se pueden tomar suplementos si se desea). Lo más importante que hay que tener en cuenta es que mientras se siga una dieta de ayuno intermitente de una comida al día, *no se va a privar al cuerpo de los nutrientes vitales que necesita*. Es muy fácil obtener cantidades adecuadas de proteínas, vitaminas y minerales comiendo solo una comida al día. Si sigue la dieta keto, durante su única comida al día, obtendrá toda la grasa que necesite quemar para obtener energía.

Resumiendo, cuando se sigue una dieta de una comida al día:

- Cada día, deja pasar 23 horas hasta la siguiente comida.
- No contará las calorías. Durante los 60 minutos que dura la comida, comerá hasta que esté satisfecho. Seguir una dieta de una comida al día no significa tratar de comer por debajo de un cierto nivel de calorías. Si como resultado se reduce el

consumo de calorías y esto ayuda a sus objetivos de pérdida de peso, entonces esto será un beneficio en lugar de un problema.

- Debe comer suficientes proteínas para satisfacer las necesidades del funcionamiento básico del cuerpo. La pérdida de masa muscular en un plan de dieta de una comida al día no es un objetivo; es algo que debe esforzarse por evitar.

- Un plan de ayuno intermitente de una comida al día no implica ninguna otra deficiencia de nutrientes; debe asegurarse de obtener todas las vitaminas y minerales que necesita durante la comida y mediante el consumo de caldo de huesos.

Cómo funciona

Un plan de ayuno intermitente de una comida al día no implica ninguna restricción de calorías. Aunque en términos generales el programa puede seguirse todos los días, puede adaptarse a sus preferencias personales. Solo recuerde que, si no lo usa todos los días, no maximizará los beneficios; sin embargo, eso no significa que no se beneficie en absoluto. Al contrario, puede hacerlo, aunque sea una vez a la semana y aun así obtener algunos de los beneficios.

El objetivo número uno de un plan de ayuno intermitente de una comida al día es asegurar que el cuerpo permanezca en un modo de quema de grasa y que se obtengan algunos de los beneficios de la autofagia. Este tipo de plan funcionará mejor con una dieta baja en carbohidratos. El keto es el ajuste perfecto para un plan de ayuno intermitente porque ya estará en cetosis y no consumirá ningún alimento que le deje fuera de ello y promueva el reabastecimiento de sus reservas de glucógeno. Sin embargo, otros métodos de dieta baja en carbohidratos pueden promover los mismos tipos de beneficios. Antes de llegar a eso, veamos las afirmaciones de los que hacen la dieta keto que dicen que no puede consumir mucha proteína en la dieta sin salir de la cetosis.

¿Es el exceso de proteínas una preocupación?

Las dietas cetogénicas enfatizan que se deben consumir diariamente cantidades de proteína que oscilan entre 0,5 g/libra y 0,9 g/libra donde estamos hablando de gramos de proteína por libra de masa corporal. La afirmación es que el exceso de proteína le impedirá entrar en la cetosis. Resulta que esto no es estrictamente cierto.

Su cuerpo necesita proteínas para muchas funciones. Para implementar muchos procesos químicos, el cuerpo utiliza moléculas llamadas enzimas. Una enzima es lo que se denomina un catalizador, lo que significa que una reacción química determinada procederá a un ritmo más rápido y fuerte en presencia de la enzima en comparación con la ausencia de la misma. Sin enzimas en el cuerpo, muchas reacciones químicas necesarias para la vida ocurrirían de forma demasiado lenta, producirían muy pocos resultados, o no ocurrirían en absoluto. En resumen, las enzimas son necesarias para que exista vida compleja. Y resulta que las enzimas están hechas de proteínas.

También necesita proteínas para construir masa muscular y reducir la grasa. Por lo tanto, si usted está buscando un cuerpo más magro, más musculoso y tonificado, ingerir la proteína adecuada es esencial.

La proteína también es necesaria para una piel y uñas sanas, y un funcionamiento adecuado del cerebro. La buena noticia es que si sigue una dieta normal (que no esté severamente restringida en calorías a propósito) las posibilidades son que va a obtener más que suficiente de la cantidad adecuada de proteína. Sin embargo, los que comen en el límite inferior de las recomendaciones de una dieta keto pueden tener algunos problemas, y estos se limitarán principalmente a la reducción de la masa muscular. El cuerpo va a utilizar las proteínas donde se necesitan primero, por lo que la producción de enzimas y el mantenimiento del cerebro y los músculos del corazón saludables va a tener prioridad sobre los bíceps más grandes.

La preocupación que tienen los que hacen dieta keto acerca de las proteínas está relacionada con un proceso conocido como gluconeogénesis. Este es un proceso que ocurre en períodos de privación de carbohidratos. En resumen, el hígado puede hacer glucosa a partir de las proteínas. Si la ingesta de carbohidratos está severamente restringida, entonces producirá algo de glucosa a partir de cualquier exceso de proteína que se consuma. El resultado de esto será sacar al cuerpo de la cetosis debido al aumento de los niveles de azúcar en la sangre, o así es la creencia de los que siguen una dieta keto.

Sin embargo, ¿es esto realmente cierto? La dieta de Atkins pone esto en duda. Esta dieta, formulada a finales de los 60 y principios de los 70, fue la primera dieta que promovió el estar en cetosis para perder peso, y que se hizo popular. La dieta Atkins alienta el consumo liberal de grasas, pero no hace ninguna afirmación sobre el macroconsumo diario, aparte de las restricciones en la ingesta de carbohidratos. En la fase de inducción de Atkins, los que hacen la dieta deben restringir la ingesta diaria de carbohidratos a 20 gramos de carbohidratos netos por día o menos.

Aparte: Para calcular los carbohidratos netos de cualquier alimento, tome el total de carbohidratos, y reste la fibra dietética. Lo que queda son los carbohidratos netos, que son los carbohidratos que su cuerpo puede quemar para obtener energía y por lo tanto aumentar el azúcar en la sangre.

Como cuestión práctica, los que practican la dieta de Atkins que siguen estas directrices sin ninguna preocupación en cuanto a la ingesta total de proteínas pierden grandes cantidades de peso, en cantidades comparables a las experimentadas por los que hacen la dieta keto. Algunos de los que siguen la dieta Atkins pueden estar limitando la ingesta de proteínas a los niveles promovidos por los que están a dieta keto sin pensarlo realmente, pero la investigación científica apunta a la idea de que limitar los niveles de proteína no es necesario para promover la cetosis, siempre que se esté obteniendo una cantidad significativa de grasa en la dieta.

Donde la gente se equivoca cuando se trata de cetosis, proteínas y azúcar en la sangre es al consumir proteínas demasiado magras sin compensar la grasa en otra parte.

La gente también comete errores al consumir lo que se conoce en la industria de la dieta como "carbohidratos ocultos". Los carbohidratos ocultos están por todas partes; pueden estar en un aliño de barbacoa, salsas y condimentos. Incluso hay carbohidratos ocultos en productos con alto contenido de grasa como la crema espesa. Los carbohidratos son mínimos en la crema espesa, pero si usa mucho a lo largo del día, puede estar consumiendo más carbohidratos en su dieta de los que cree. Alrededor del 3% de las calorías de la crema espesa provienen de los carbohidratos. Si consume unas ocho cucharadas, está ingiriendo 3,3 gramos de carbohidratos. Es verdad, no es mucho, pero si intenta limitar su consumo diario total de carbohidratos a 20 gramos, entonces se añaden y puede darle un vuelco. Así que, si sigue una dieta baja en carbohidratos, asegúrese de que las cantidades de carbohidratos que cree que está ingiriendo son realmente una cuenta exacta.

Otra fuente de carbohidratos ocultos son los órganos. Después de todo, ¿cuántas veces has oído hablar del glucógeno en el hígado? Recuerde que el glucógeno es una forma de almidón. Así que, si está comiendo hígado de pollo, está obteniendo algo de almidón en la dieta. Algunas personas que hacen dieta baja en carbohidratos no cuentan los carbohidratos de estas fuentes.

El mensaje clave para recordar es que el consumo de proteínas junto con la grasa no le sacará de la cetosis. El único momento en que el consumo de proteínas será una preocupación es si come carne magra junto con otros alimentos bajos en grasa. Para evitar este tipo de problema, coma su carne con la grasa que contiene naturalmente. Eso significa que debe comer un bistec con la grasa que contiene y aves de corral y pescado con la piel. Si hace un plato con carne magra o baja en grasa, como pechugas de pollo sin piel, use una salsa a base de mantequilla e incluya una saludable porción de aceite de oliva en sus verduras, o añada un alimento alto en grasa como aguacates.

¿Y qué hay de la gluconeogénesis? La realidad es que es un proceso completamente natural, y no puede apagarlo. Pero no es un peligro para sacarle de la cetosis. De hecho, su cuerpo debe mantener una cantidad mínima de azúcar en la sangre.

No todos los tejidos pueden funcionar con cetonas

Si usted está siguiendo la dieta keto - y sin duda al menos la ha estudiado, o no le interesaría el ayuno intermitente - entonces probablemente ha oído hablar de todas las maravillas que la dieta keto hace para el cerebro. Después de todo, la dieta keto fue usada por primera vez para tratar a niños que tenían epilepsia. La base científica de esto no es discutida por nadie, así que está claro que las cetonas afectan al cerebro y positivamente.

Sin embargo, algo que los que están en una dieta keto no le dicen es que el cerebro no puede funcionar completamente con cetonas. De hecho, las cetonas solo pueden suministrar al cerebro alrededor del 70% de sus necesidades totales de energía. Así que, para que su cerebro se mantenga sano y funcione a niveles óptimos, necesita algo de glucosa.

En segundo lugar, otras células del cuerpo deben ser alimentadas con glucosa. Son una minoría, pero también son importantes. Por ejemplo, los glóbulos rojos necesitan glucosa. Obviamente, sin los glóbulos rojos, su cuerpo no funcionaría por mucho tiempo. Otras células que necesitan glucosa son ciertos tipos de células renales y células en los testículos.

El glucógeno no es solo para el hígado

Los debates sobre el ayuno intermitente y las dietas cetogénicas a menudo hablan del glucógeno. El problema con estas discusiones es que solo se centran en el glucógeno en el hígado. Es cierto que si su hígado está lleno de glucógeno cuando adopta un estilo de vida cetogénico o participa en un ayuno intermitente, su cuerpo seguirá funcionando con azúcar en la sangre hasta que las reservas de glucógeno del hígado se hayan quemado.

Sin embargo, ese no es el único lugar donde tiene glucógeno en su cuerpo. También se encuentran grandes reservas de glucógeno en las células musculares. A menos que no sea físicamente activo, necesitará reponer el glucógeno en sus músculos. Sus músculos dependen de ese glucógeno para actuar y recuperarse de los entrenamientos.

Hipoglucemia

La hipoglucemia es una condición que resulta cuando los niveles de azúcar en la sangre caen por debajo de una cantidad mínima, <70 mg/dL. Si no se trata, puede ser muy grave, dando lugar a un coma. La mayoría de las personas que padecen hipoglucemia tienen diabetes, y el tratamiento consiste en obtener una gran cantidad de azúcar en la sangre en su sistema a través del consumo de azúcar, ya sea directamente o a través de alimentos con alto contenido de azúcar, como el jugo de frutas. Los primeros síntomas de la hipoglucemia son la ansiedad, la irritabilidad, el hambre extrema y los temblores. A medida que progresa, el paciente puede desarrollar arritmias cardíacas, hormigueo alrededor de la boca, alteraciones visuales y confusión mental. Esto puede progresar en convulsiones, y si no se trata, un coma y la muerte. La verdadera hipoglucemia no suele ser una preocupación para las personas que no tienen diabetes.

El papel de la gluconeogénesis

El cuerpo utiliza la gluconeogénesis para tratar y prevenir los problemas descritos anteriormente. En otras palabras, el cuerpo utiliza la gluconeogénesis en ausencia de una gran ingesta de carbohidratos en la cetosis para asegurar que los niveles de azúcar en la sangre sean adecuados para:

- Mantener el cerebro con el 100% de combustible.
- Asegurarse de que los glóbulos rojos, los riñones y otras células que no pueden utilizar la cetosis tengan energía.
- Prevenir la hipoglucemia.

Así que la realidad es que su cuerpo va a estar involucrado en algún nivel de gluconeogénesis sin importar lo que haga, porque el cuerpo no puede funcionar al 100% con la cetosis o continuar si los niveles de azúcar en la sangre caen en el rango hipoglucémico.

Así que ahora sabe que necesita algún nivel de gluconeogénesis. Sin embargo, el hecho más importante que hay que saber es que su cuerpo no se involucra en la gluconeogénesis en exceso. Así que comer una cantidad relativamente grande de proteína por sí mismo no le va a sacar de la cetosis.

Hay dos puntos importantes. Uno es que obtendrá más que suficientes proteínas si come alrededor de un gramo por libra de peso corporal cada día. Eso evitará que pierda músculo y será adecuado para el entrenamiento con pesas para la mayoría de la gente. La segunda es que es difícil ir más allá de eso. Si pesa 180 libras, un gramo por libra es 180 gramos. Eso es un montón de proteína - considere cómo una libra de hamburguesa 70% magra contiene solo 65 gramos de proteína (sin embargo, para el 93% de carne molida magra, la cifra es alrededor de 96 gramos de proteína).

En resumen, no debería pasar su tiempo obsesionándose demasiado con el consumo de proteínas a menos que sea un culturista, en cuyo caso querrá obtener más proteínas, no menos. No se preocupe por que lo saque de la cetosis.

Por supuesto, lo importante de la dieta es personalizar el plan de vida. Así que lo mejor que puede hacer es conseguir un medidor de cetosis y averiguar cómo el consumo de diferentes alimentos y cantidades de proteínas afectan a su cuerpo durante varios días.

Los mejores tipos de dietas para el ayuno intermitente

Con el ayuno intermitente, uno de los objetivos principales es promover los siguientes cambios:

- Reducción de los niveles de insulina.

- Agotamiento de las reservas de glucógeno en el hígado.
- Aumento de los niveles de glucagón.
- Promover la quema de grasa, en particular, nuestros almacenes de grasa corporal.

Teniendo esto en cuenta, el mejor enfoque para el ayuno intermitente es consumir una comida diaria que sea congruente con el cumplimiento de esos objetivos. Debemos tener en cuenta que el ayuno intermitente, especialmente cuando se trata de un programa de una comida al día en el que hemos llegado a la máxima duración de un período de ayuno que podemos sin ayunar durante más de un día entero, es compatible con casi cualquier tipo de dieta. No será coherente con pasar una hora de consumo de alimentos ingiriendo jarabe de maíz de alta fructosa y comida chatarra, porque ese tipo de alimentos se queman muy rápidamente y causaría que sus azúcares en la sangre se desplomen después de una gran subida. Como resultado, usted se encontraría rápidamente con hambre y tendría grandes dificultades para perseguir 23 horas de privación de alimentos.

Por lo tanto, el tipo de comidas que son compatibles con un plan de ayuno intermitente de una comida al día son aquellas que implican el consumo de alimentos naturales y saludables. Usted puede consumir carbohidratos si lo desea; sin embargo, debe tener en cuenta que si usted consume carbohidratos de una manera que es incompatible con una dieta baja en carbohidratos, su hígado va a reponer sus reservas de glucógeno. Eso significa que cada día que pasa al estado de ayuno está luchando básicamente la misma batalla. Las primeras doce horas de su ayuno, como mínimo, las pasará quemando el glucógeno. Esto actuará para limitar la cantidad de tiempo que su cuerpo pasa quemando la grasa corporal para obtener energía.

Una dieta paleo es mejor que una dieta americana estándar cuando se trata de ayuno intermitente. Estrictamente hablando, las dietas paleo no ponen límites máximos al consumo de carbohidratos. Permiten consumir alimentos naturales como las patatas dulces y las fresas que pueden contener cantidades significativas de azúcares, y algunos que siguen la dieta paleo también comen frutas como naranjas y manzanas. Sin embargo, si sigue de cerca una dieta paleo, es más probable que se limite a bayas y tubérculos como los nabos. El resultado es que, en comparación con una dieta americana estándar, va a comer menos carbohidratos en términos absolutos y como una fracción general de su dieta. Muchos practicantes de la dieta paleo también trabajan para limitar su consumo total de carbohidratos.

Cualquier dieta baja en carbohidratos que limite el consumo total diario de carbohidratos a 60 gramos o menos por día será compatible con el ayuno intermitente. Sin embargo, recuerde que si sigue un plan de alimentación paleo o ligeramente bajo en carbohidratos, todavía habrá al menos algún reabastecimiento de glucógeno en el hígado. Cualquier cantidad de glucógeno en el hígado va a retrasar el proceso de entrar en un verdadero estado de ayuno. Además, si usted está siguiendo una dieta limitada en carbohidratos y está en un estado de cetosis leve, usted podría pasar algún tiempo fuera de la cetosis, ya que el cuerpo aumenta el azúcar en la sangre quemando las reservas de glucógeno en el hígado.

Una dieta que limite el consumo diario de carbohidratos a veinte gramos de carbohidratos por día o menos será la que mejor se adapte a la incorporación del ayuno intermitente. Este es el caso tanto si se sigue o no la dieta keto o alguna otra dieta baja en carbohidratos como Atkins o South Beach. Sin embargo, una dieta que incorpore el consumo de altas cantidades de grasa va a funcionar mejor.

Al consumir grandes cantidades de grasa, su cuerpo estará en un estado de cetosis por defecto y su hígado no se cargará de glucógeno. Como resultado, cuando usted se involucra en un ayuno intermitente, usted va a estar en un estado de ayuno mucho más rápido de lo que sería si estuviera consumiendo mayores cantidades de carbohidratos.

Consejos para comer con un ayuno de una comida al día

Lo primero que hay que tener en cuenta con una comida al día en ayuno intermitentes es que hay que consumir cantidades adecuadas de calorías. El objetivo no es solo cosechar los beneficios del ayuno, sino también aumentar el metabolismo y quemar mucha grasa corporal. No quiere que el cuerpo llegue a un estado en el que "crea" que comienza la inanición y por lo tanto necesita conservar la energía. Puede hacer esto asegurándose de que está recibiendo una dieta adecuada y equilibrada:

• Asegúrese de que su comida proporcione las necesidades adecuadas de proteínas para el tamaño y tipo de su cuerpo, y los niveles de actividad. Si realiza un entrenamiento de fuerza, es posible que necesite un poco más de proteína adicional.

• Asegúrese de consumir suficiente grasa. No querrá dejar su comida sin estar saciado.

• Preste atención a sus vitaminas y minerales. El punto del ayuno intermitente es obtener los beneficios del ayuno, pero sin los inconvenientes del agotamiento de los nutrientes. Esto significa, en particular, obtener cantidades adecuadas de sodio, potasio, magnesio y calcio. Estos minerales son vitales para el buen funcionamiento del sistema digestivo, el músculo cardíaco (y el ritmo cardíaco), y para evitar problemas como los calambres musculares. Puede suplementar con caldo de huesos si siente que no está consumiendo lo suficiente, pero asegúrese de leer las etiquetas para saber lo que realmente está consumiendo con el caldo de huesos.

• Mantenga su comida diversa. Ya que solo se come una vez al día, es importante evitar comer solo carne. Asegúrese de que tomas una cantidad adecuada de verduras y frutas. Para una dieta baja en carbohidratos, las frutas vienen en forma de aguacates, coco y aceitunas. Un consumo saludable de verduras de hoja verde y verduras crucíferas puede ayudarle a mantener la salud con una alimentación variada que incluya espinacas, col rizada y brócoli. También se asegurará de revisar su consumo de fibra para mantener una digestión adecuada. La fibra puede venir en forma de nueces, aguacates y vegetales de hoja verde.

• Cuidado con el calcio. Para asegurarse de que no está teniendo una deficiencia de calcio, que puede provocar muchos problemas que no solo incluyen la osteoporosis, es conveniente incluir algo de calcio natural en su dieta. Si beber leche entera se ajusta a sus límites de carbohidratos, puede hacerlo, pero comer queso es una buena manera de obtener calcio sin excederse en carbohidratos. Asegúrese de comer queso completo y evite las variedades bajas en grasa.

• Coma hasta que esté satisfecho. El objetivo de una comida no es atiborrarse, sino comer hasta estar satisfecho y tener el nivel adecuado de nutrientes para el día. De esta manera, puede reducir la ingesta calórica diaria general, lo que ayuda a la pérdida de peso, pero hágalo de manera que no ponga al cuerpo en modo de inanición y, por lo tanto, reduzca su metabolismo.

La dieta de los carnívoros y el ayuno intermitente de una comida al día...

La dieta carnívora es una dieta muy compatible con este tipo de ayuno. De hecho, muchos practicantes de la dieta carnívora ya comen de esta manera sin pensar conscientemente en ello. Se sientan a comer su gran bistec de carne de cerdo y quedan completamente satisfechos, y no necesitan comer durante el resto del día. Los requerimientos de una dieta carnívora son diferentes a los de una dieta keto o de Atkins, así que el enfoque aquí no será comer para obtener fibra y vegetales; usted querrá enfocarse en su lugar solamente en comer hasta que sienta que ha tenido suficiente.

Mientras que una dieta carnívora está más allá del alcance de este libro, en general, puede comer cualquier producto animal que considere adecuado. Algunos carnívoros persiguen una dieta "cero carbohidratos", mientras que otros se permiten consumir carnes de órganos y algunos productos lácteos.

Líquidos durante el día

Un ayuno intermitente de una comida al día no es un ayuno seco. Como resultado, se le aconseja que consuma copiosas cantidades de agua durante el día, según sea necesario. Más adelante, aprenderá más sobre cómo un error que cometen las personas nuevas en un programa de ayuno intermitente es no consumir suficiente agua. En cualquier procedimiento de desintoxicación, es importante ingerir suficiente agua para ayudar a limpiar el cuerpo y mantener una digestión saludable. Como usted verá con la autofagia, obtener cantidades adecuadas de agua se convertirá en algo importante.

Una advertencia cuando se trata de consumir café y té: Aunque las calorías son nulas o mínimas con estas bebidas, hay que recordar que son estimulantes y también diuréticas. Esto significa que estimulan al cuerpo a producir más orina, y cuando se orina más, significa que el cuerpo se quedará sin líquidos. Si está bebiendo café o té durante el día, tendrá que asegurarse de compensarlo bebiendo más agua para contrarrestar el déficit. Es importante mantenerse bien hidratado mientras se usa el ayuno intermitente para maximizar los posibles beneficios. La micción frecuente también causa el agotamiento de los minerales, así que, si bebe este tipo de bebidas, tenga cuidado con el sodio, el potasio y el magnesio.

También debe evitar los edulcorantes artificiales al consumir estos productos. Estrictamente hablando, afirman ser bajos en calorías o incluso cero calorías, pero pueden engañar al cuerpo para que piense que está recibiendo calorías. También está resultando que las afirmaciones de que son cero calorías o que no tienen ningún impacto en el azúcar en la sangre pueden ser exageradas. Si va a utilizar edulcorantes artificiales, debe restringir su uso a los períodos durante los cuales no esté ayunando - para un programa de ayuno intermitente de una comida al día, lo que significa utilizarlos durante su ventana de consumo de 60 minutos.

¿Qué hay del alcohol? Probablemente querrá evitarlo en la mayoría de los días de ayuno. Sin embargo, si va a consumirlo, hágalo con moderación y durante la ventana de consumo de 60 minutos porque las bebidas alcohólicas sí contienen calorías. Si está siguiendo una dieta keto o carnívora, debe atenerse a los tipos de bebidas alcohólicas que minimizan los carbohidratos. Esto incluye la mayoría de los tipos de vino y licores fuertes como el brandy o el vodka. Una nota importante sobre el alcohol es que, al igual que las bebidas con cafeína, las bebidas alcohólicas actúan como diuréticos, causando un aumento de la micción y, por lo tanto, la pérdida de líquidos y minerales. Así que, si usted bebe alcohol, asegúrese de beber agua adicional.

Finalmente, unas observaciones sobre el caldo de huesos para cerrar la discusión sobre las bebidas: Puede consumir caldo de hueso durante un ayuno para ayudar a mantener sus niveles de sodio y otros minerales. Sin embargo, tenga en cuenta que el caldo de huesos, aunque tiene un mínimo de calorías, no es libre de calorías. Por lo general, una taza de caldo de hueso tendrá 30 calorías.

¿Qué sucede cuando el cuerpo entra en el estado de ayuno?

Por el momento, no se preocupe si está siguiendo o no una dieta cetogénica, así podrá aprender cómo funciona el cuerpo cuando ayuna. Cuando usted deja de consumir alimentos, el cuerpo inmediatamente quemará su suministro disponible de carbohidratos, ya sea el alimento que acaba de consumir o los carbohidratos en su hígado. Puede entender mejor cómo funciona esto considerando una analogía de dinero. Los carbohidratos son como "dinero fácil", o, dicho de otra manera, dinero en efectivo a la mano. Es fácil para el cuerpo quemar carbohidratos, al igual que es fácil para usted gastar dinero en efectivo. ¿Qué no es tan fácil de gastar para usted? Activos que no son "líquidos", como dicen en la jerga financiera. Esto significa activos que no pueden ser convertidos rápidamente en dinero en efectivo. Por ejemplo, podría ser dueño de algunas acciones, un 401k (plan de ahorro), o un IRA (plan de jubilación individual por sus siglas en inglés). Si lo desea, con un poco de esfuerzo, podría sacar el dinero de esos activos. Pero requiere un poco de trabajo y tiempo. Sin embargo, si usted tiene una cantidad significativa de dinero invertido en acciones y otros activos de ese tipo, puede utilizarlo para vivir durante un largo período, que es lo que muchas personas hacen en la jubilación.

La grasa es como las "reservas" de la nutrición. Se gasta menos fácilmente en energía que el azúcar, pero puede dar energía al cuerpo a largo plazo. Durante el primer día de ayuno, los carbohidratos se queman muy rápidamente. Las proteínas, que solo se utilizan para una cantidad relativamente pequeña de energía diaria, alcanzan un pico al principio del período de ayuno, pero no por mucho. La utilización de las proteínas disminuye rápidamente y se reduce lenta pero constantemente a medida que pasa el tiempo. Sin embargo, la utilización de las proteínas no disminuye completamente y se mantiene bastante constante. La utilización de carbohidratos disminuye mucho más rápidamente y a niveles más bajos.

Cuando entra en un período de ayuno, la utilización de la grasa se eleva rápidamente. La mayor parte del *aumento* en la utilización de la grasa para energía ocurrirá dentro de las primeras horas y ciertamente dentro del primer día de ayuno. Se elevará a un pico después de unos días, y disminuirá un poco con el tiempo. Por supuesto, la mayoría de la gente solo busca el ayuno, como mucho, durante un día, por lo que la eventual disminución de la producción de energía por la quema de grasa no es una preocupación.

Mientras el cuerpo no entre en el modo de inanición, la proteína no se consumirá mucho, y el cuerpo conservará la proteína tanto como sea posible, incluso en un estado de ayuno cuando no se consuma ninguna fuente externa de proteína.

En las fases iniciales del ayuno, el cuerpo intentará seguir quemando azúcar, y para eso están las reservas de glucógeno en el hígado. Recuerde que el azúcar es dinero fácil. Puede pensar en el dinero que suele tener en su cartera y que puede gastar inmediatamente como azúcar en la sangre que proviene de los carbohidratos consumidos mientras come. El dinero en su alcancía o cuenta bancaria al que puede acceder rápidamente con un cajero automático es como el glucógeno almacenado en el hígado.

Cuando ese dinero se agote, tendrá que obtener la energía de otro lugar. Si no tuviese dinero en una cuenta bancaria, pero tuviese un gran portafolio de acciones, tendría que sacar algo de ello en efectivo. Análogamente, si ya ha agotado el glucógeno en su hígado, entonces su cuerpo pasará más fácilmente a quemar su grasa corporal para obtener energía. Puede pasar por un período de aproximadamente 12 horas de quema del glucógeno en el hígado cada vez que ayuna, o puede comenzar con una dieta baja en carbohidratos y alta en grasas. De esta manera, podrá utilizar la mayor parte de esas doce horas quemando su grasa corporal.

¿Cómo puede el ayuno prevenir o incluso revertir la diabetes?

Mucha gente recurre al ayuno intermitente con la esperanza de encontrar una forma de perder grasa de forma más rápida, y la verdad es que el ayuno puede hacer eso. Sin embargo, ese no es el único beneficio para la salud que se puede obtener al seguir un programa de ayuno intermitente. Uno de los beneficios más importantes del ayuno proviene de su capacidad para restablecer el sistema metabólico y reducir los riesgos de la diabetes. De hecho, incluso si usted tiene diabetes, en algunos casos, la diabetes puede ser eliminada por el ayuno, o al menos su gravedad puede ser reducida.

Desde hace mucho tiempo se reconoce que la pérdida de peso es una forma importante de prevenir el desarrollo de la diabetes, especialmente entre las personas que ya tienen problemas de azúcar en la sangre y otros problemas metabólicos y que han sido diagnosticadas como personas "prediabéticas". Además, las personas con diabetes pueden ver cómo su salud mejora si tienen sobrepeso, y adelgazan para alcanzar niveles de peso saludables. Solo por estas razones, el ayuno puede ayudar a prevenir y revertir la diabetes.

Sin embargo, las principales razones por las que el ayuno intermitente es beneficioso son las que suceden bajo la superficie, no disponibles a " simple vista". El ayuno intermitente causa muchos cambios bioquímicos dentro del cuerpo que hacen menos probable la diabetes, o que pueden ayudar a revertirla si ya se tiene diabetes.

Una forma de hacerlo es detener los picos de azúcar en la sangre. Las personas que son prediabéticas o diabéticas experimentan grandes subidas de azúcar en la sangre después de consumir una comida que contiene niveles significativos de carbohidratos. Como se ha mencionado anteriormente, los picos de azúcar en la sangre dañan los pequeños capilares y vasos sanguíneos del cuerpo y, con el tiempo, esto puede provocar daños en los órganos y enfermedades cardíacas. Sin embargo, los picos de azúcar en la sangre en sí mismos no son diabetes, sino más bien un síntoma de la diabetes.

Luego están los niveles de azúcar en la sangre en sí mismos, en una base promedio. Su nivel promedio de azúcar en la sangre puede ser rastreado durante los últimos 90 días midiendo su nivel de A1C. Los diabéticos y prediabéticos tienen niveles más altos de A1C porque sus niveles de azúcar en la sangre ya son altos. Los estudios han demostrado que las personas con diabetes que practican un ayuno intermitente tienen niveles más bajos de A1C en comparación con los diabéticos que no practican el ayuno.

Un problema que algunos estudios han demostrado es que las personas con diabetes que ayunan sufren de episodios hipoglucémicos. Sin embargo, esto se debe a dos problemas. El primero es que los estudios han demostrado que esto involucra a los diabéticos que usan el ayuno intermitente pero que comen lo que quieren en los días que no están en ayunas. En otras palabras, muchos de los participantes del estudio consumían grandes cantidades de carbohidratos mientras comían. Se puede ver por qué esto llevaría a un problema de bajos niveles de azúcar en la sangre - cuando de repente se quita el combustible del azúcar, el cuerpo no puede adaptarse, y los bajos niveles de azúcar en la sangre son el resultado.

Esta situación se ve agravada por el hecho de que los diabéticos diagnosticados están tomando uno o más medicamentos que pueden hacer que los niveles de azúcar en la sangre bajen. Estos incluyen la metformina y la insulina, además de un gran número de medicamentos nuevos y muy potentes. Los profesionales médicos intentan ajustar los medicamentos durante los estudios de las personas con diabetes que están en programas de ayuno; sin embargo, esto no siempre se logra en las cantidades adecuadas, y algunos pacientes experimentan episodios hipoglucémicos. Parte de esto refleja el paradigma en el que tantas personas están atrapadas, es decir, es normal comer grandes cantidades de alimentos cargados de carbohidratos día tras día. Dado que ese mito del lavado de cerebro infecta a tantos en la comunidad médica, no es de extrañar que aconsejen a sus pacientes que lleven una dieta alta en carbohidratos (llena de frutas y "granos enteros") y que luego se enfrenten a un bajo nivel de azúcar en la sangre cuando se continúe con los medicamentos, pero se retiren las fuentes de alimentación. Estos problemas pueden minimizarse si no se eliminan suprimiendo el verdadero problema, que son los carbohidratos en la dieta en primer lugar. Si nunca come carbohidratos, entonces no necesita tanta insulina y no tendrá picos o caídas de azúcar en la sangre. Por supuesto, cualquier persona con diabetes debe ayunar solo bajo el consejo y consentimiento de su médico.

Los niveles de insulina son un problema que sufren las personas propensas a la diabetes. Específicamente, un prediabético tendrá altos niveles de insulina junto con una sensibilidad a la insulina reducida, o resistencia a la insulina. El ayuno intermitente es un arma potente para cualquier persona que sea prediabética pero que aún no haya tomado medicamentos. En esa situación, lo primero que hará el ayuno es provocar una reducción general de los niveles de insulina en la sangre. Con el tiempo, al reducirse la cantidad de insulina en el organismo, las células comenzarán a recuperar su sensibilidad a la insulina. En resumen, se produce un reajuste metabólico, dejando el cuerpo en un estado más saludable en general.

No es necesario ser prediabético o diabético para beneficiarse de estos cambios. De hecho, aunque no se le diagnostique como prediabético, si tiene sobrepeso, es probable que vaya en esa dirección. En ese caso, puede empezar a beneficiarse ahora incorporando un ayuno intermitente para reajustar su sistema de insulina y perder peso antes de que empiece a ser realmente un problema. Si solo tiene un ligero sobrepeso, puede cortarlo de raíz incluso con anterioridad.

Explicación de la autofagia

Así que ha visto que un programa de ayuno intermitente de una comida al día le llevará a perder peso y le ayudará a curar el sistema hormonal de la insulina. Aunque eso es bastante beneficioso, una de las razones por las que tanta gente está incorporando el ayuno intermitente en su estilo de vida es que también promueve un proceso de limpieza llamado autofagia. En resumen, la autofagia significa comerse a uno mismo. Aunque ese concepto parece una locura, como veremos, hay muy buenas razones para ello.

Es un hecho de la vida que, con el tiempo, todas las cosas se desgastan y se descomponen. Esto sucede sin importar el esfuerzo que se ponga en mantener las cosas. Claro, usted puede mantener un auto viejo, pero le tomará mucho tiempo, dinero y energía. Puede repintar el coche de vez en cuando, y gastar una gran cantidad de dinero en el mantenimiento y la conservación. Las piezas tendrán que ser reemplazadas rutinariamente, e incluso puede que tenga que reemplazar la transmisión o el motor. Los neumáticos nuevos estarán en buen estado con mucha frecuencia, y los frenos tendrán que ser revisados. También puede prolongar la vida del auto al no usarlo mucho.

Por supuesto, en su cuerpo, no tiene la opción de no usar sus células. Y como el mundo es lo que es, sus células se desgastan como lo hacen los coches antiguos. En el proceso, se vuelven menos eficientes y por lo tanto requieren más energía para mantener el mismo nivel de funcionamiento. También se desgastan por dentro, ya que las partes internas (llamadas "orgánulos" por los científicos) también se desgastan. Los desechos de las partes muertas o desgastadas se acumulan dentro de la célula, haciendo que la eficiencia sea un problema.

Si sufre por un auto viejo que se descompone continuamente, eventualmente va a renunciar a él y lo reemplazará por un nuevo auto que funcione mejor.

Le gustaría que lo mismo ocurriera dentro del cuerpo. Una forma en que este procedimiento ocurre es en el proceso de nacimiento de células; por ejemplo, su médula ósea está constantemente produciendo nuevas células sanguíneas. Otro proceso llamado apoptosis ocurre cuando las células mueren cuando se programan para hacerlo. Este procedimiento asegura que las células que son demasiado viejas y que causan problemas por estar inactivas no puedan existir.

Antes de que un auto esté completamente desgastado, puede reemplazar las piezas para mantenerlo en la carretera por un período prolongado. Por ejemplo, cuando los neumáticos o los frenos están desgastados, no hay que correr al concesionario para venderlo. La mayor parte del auto funciona bien, así que es más probable que simplemente compre neumáticos y frenos nuevos. Las células funcionan de la misma manera. La célula en sí puede estar bien, pero algunas de sus partes internas u orgánicas pueden desgastarse y convertirse en material de desecho. Una cosa que se puede hacer para mantener la célula funcionando correctamente, y por lo tanto extender su vida de la misma manera que lo haríamos con un buen auto que solo necesita nuevos frenos, es limpiar los desechos muertos e inútiles del interior de la célula. Al igual que los frenos disfuncionales, la pintura descascarada y los filtros viejos son una señal de que un auto está envejeciendo, los orgánulos disfuncionales y la acumulación de células viejas y maltratadas en el cuerpo son una señal importante de envejecimiento.

Hay varios tipos de células en su cuerpo cuyo trabajo es destruir cosas. A menudo, las cosas que estas células destruyen son intrusos externos que no desea, como bacterias o virus invasores. Así que vemos que estas células son parte del sistema inmunológico. Un tipo de célula que encaja en este papel es el lisosoma. Gracias al estudio de los lisosomas, los científicos pudieron conectarlos a los procesos que tienen lugar en el cuerpo durante el ayuno.

Estudiando a las ratas, los científicos encontraron que el número de lisosomas en el hígado aumentaba cuando las ratas recibían inyecciones de glucagón. Recuerde desde el primer capítulo que el glucagón es una hormona que actúa en conjunto, pero de forma opuesta a la insulina. Piense en la insulina como la hormona de almacenamiento: promueve el almacenamiento de almidones en el hígado, las células para utilizar el azúcar en la sangre y el exceso de azúcar en la sangre para ser almacenado como grasa. El glucagón es la hormona del uso de almacenamiento, por lo que promueve que el cuerpo utilice el glucógeno almacenado en el hígado y luego utilice la grasa corporal para obtener energía. Así que lo que los investigadores realmente encontraron fue que el glucagón activa las células que participan en la autofagia.

Por supuesto, una forma de promover los niveles de glucagón en su sistema es mediante el ayuno intermitente.

Cuando usted era un niño, podría haber jugado en un balancín. Cuando un niño sube, el otro baja y viceversa. La relación entre la insulina y el glucagón es así. La insulina sube en respuesta al consumo de alimentos (principalmente carbohidratos). Cuando la insulina sube, los niveles de glucagón bajan, y viceversa; en momentos de privación de alimentos, los niveles de insulina bajan mientras los niveles de glucagón suben. No puede ser de otra manera; si este tipo de relación no existiera, entonces el cuerpo estaría luchando consigo mismo ya que la insulina y el glucagón actúan de manera casi opuesta.

Así que, durante el ayuno, los niveles de glucagón suben. Y como se indicó en el estudio original con ratas, y esto se ha llevado a cabo muchas veces desde entonces, cuando los niveles de glucagón suben, se estimula la autofagia dentro de los tejidos del cuerpo. Como resultado, los restos celulares viejos (partes que ya no funcionan) y las células viejas están destinadas a ser destruidas. El sistema inmunológico entonces se pone a trabajar, eliminando este material de su cuerpo. Piense en ello como si reemplazara los frenos y los neumáticos del auto que está comenzando a envejecer; retarda el proceso de envejecimiento y le da a su cuerpo una sensación de vida rejuvenecida.

Se cree que el proceso de autofagia continúa en el cuerpo durante unos dos días después de que se inicia durante el ayuno. Comer realmente apagará el proceso de la autofagia. Por eso, los períodos más largos de ayuno son más beneficiosos para la salud que los períodos cortos, como el ayuno de 16:8. Si utiliza el ayuno 16:8, si inicia la autofagia, no durará mucho tiempo.

De hecho, consumir cualquier nivel de calorías apagará el proceso de la autofagia. Por lo tanto, una dieta reducida en calorías que muchos promueven -o "ayuno" pero que permite el consumo de un pequeño número de calorías durante el día (normalmente 500-800) - apagará la autofagia o evitará que se inicie. Solo hay una forma de desencadenar el proceso, y es ayunar durante un período suficientemente largo. Por esa razón, debe evitar consumir caldo de huesos durante el tiempo de ayuno. Si usted está siguiendo un plan de ayuno intermitente de una comida al día, no debería ser un problema.

Durante los 60 minutos que dura la comida, puede consumir todo el caldo de huesos que desee.

¿Cuánto tiempo hay que esperar para desencadenar la autofagia?

La autofagia no comienza en el instante en que se empieza a ayunar, sino cuando se agota la reserva de glucógeno del hígado. Así que debe ayunar entre doce y dieciséis horas para desencadenar el proceso de la autofagia. Aquí también vemos los beneficios de seguir una dieta cetogénica o baja en carbohidratos. Si usted está siguiendo ese tipo de dieta, entonces las reservas de glucógeno en el hígado están a un nivel más bajo de lo que estarán para alguien que esté consumiendo carbohidratos. Como resultado, cuando se realiza un ayuno intermitente, se puede iniciar el proceso de autofagia mucho más rápido.

Los beneficios de la autofagia

La autofagia es como una "limpieza de primavera" que limpia toda la basura de su casa. Sin embargo, tiene muchos beneficios que no están relacionados con la pérdida de peso, por lo que el ayuno puede ser beneficioso incluso para las personas que están manteniendo niveles de peso normales.

Ralentizar el proceso de envejecimiento

Al limpiar toda la basura, ya sea células viejas descompuestas o partes de células desgastadas, el cuerpo retarda el proceso de envejecimiento. El ayuno también promueve la hormona del crecimiento humano, que ayuda a promover el nacimiento de nuevas células y la construcción de nuevas partes, en esencia, reconstruir de nuevo en su lugar. Esto ayuda al cuerpo a mantenerse joven y rejuvenecido. Puede pensar en la autofagia como una "fuente de juventud" natural, algo con lo que la gente ha soñado durante siglos, pero nunca ha sido capaz de comprender.

Reducción del riesgo de Alzhéimer

Algunas enfermedades se caracterizan por, si no es que son causadas por la basura que hay alrededor. Las viejas proteínas pegajosas pueden impedir el funcionamiento normal de las células, y esto es cierto cuando se trata de la enfermedad de Alzhéimer. Cuando se sufre de esta enfermedad, las viejas proteínas disfuncionales se acumulan en el cerebro. Casi todo el mundo probablemente tiene esto sucediendo en un grado u otro, y por lo tanto la autofagia ayudando a limpiar las cosas es muy beneficiosa y puede reducir el riesgo de contraer esta terrible enfermedad.

Claridad mental y revitalización del sistema nervioso

El Alzhéimer no es la única condición que puede beneficiarse de la autofagia. De hecho, el sistema nervioso, ya sea que tenga las proteínas asociadas con el Alzhéimer acumuladas en su cerebro o no, se beneficiará de la autofagia. Se ha demostrado que la autofagia aumenta la claridad mental, mejora la función del sistema nervioso y fomenta la neuroplasticidad, que es el proceso por el cual el cerebro se recarga a sí mismo cuando se expone a nueva información. En otras palabras, el cerebro mejora el aprendizaje y la memoria como resultado de la autofagia "limpiando la casa".

Reducción del riesgo de cáncer

Como el ayuno desencadena la autofagia, que es básicamente células inmunes que van por ahí y limpian la basura no deseada y las células viejas, también puede desencadenar la limpieza de las células cancerígenas en las primeras etapas de desarrollo.

Revertir el daño a los tejidos y órganos sanos

El proceso de estar vivo es simplemente peligroso, debido a la producción de radicales libres además del desgaste habitual. La autofagia puede ayudar a combatir esto y revitalizar los órganos y tejidos limpiando las áreas viejas e ineficaces.

Mejora de la regulación de las mitocondrias

Las mitocondrias son las centrales energéticas de la célula, donde tiene lugar gran parte de la producción de energía y el metabolismo. Como todo lo demás, las mitocondrias están sujetas a estrés oxidativo y daños. La autofagia puede ayudar a reparar el daño y por lo tanto mantener las mitocondrias operando a su máximo potencial, suministrando las necesidades de energía vital de sus células.

Promoción de la salud del corazón

Algunos estudios han demostrado que la autofagia puede desencadenar el desarrollo de nuevas células cardíacas, ayudando a mantener el corazón más fuerte, joven y vital.

Mitos asociados con el ayuno de una comida al día

Hay muchos mitos asociados con el ayuno, pero la mayoría de ellos surgen de percepciones erróneas comunes sobre lo que es el ayuno. En particular, muchos profesionales médicos parecen empaparse de viejas formas de ver las cosas que no son precisas y se asocian con la creencia de que se debe consumir una dieta que derive al menos el 50% de sus calorías de los carbohidratos.

Echemos un vistazo a algunos de los mitos:

Un ayuno intermitente de una comida al día es la inanición

Hemos visto una diferencia entre la inanición y el ayuno. Para empezar, la inanición no tiene un punto final: ¿quizás el rescate o la muerte? En segundo lugar, la inanición es involuntaria.

Por el contrario, el ayuno intermitente de una comida al día es voluntario y tiene un punto final. El periodo de ayuno termina cada día cuando decide comer, que es en la marca de 23 horas de su comida anterior.

En segundo lugar, mientras que la inanición implica la brutal privación de nutrientes, así como de macros como la proteína, el ayuno intermitente de una comida al día hace lo contrario. Usted está manteniendo su cuerpo muy bien alimentado en un programa de ayuno intermitente de una comida al día. Simplemente está comprimiendo el período durante el cual consume todos los nutrientes que necesita en una sola hora.

El ayuno intermitente de una comida al día reduce el metabolismo

Este mito surge en parte del primer mito. Es decir, a la gente le lavan el cerebro para que iguale el ayuno y la inanición. Cuando el cuerpo está en modo de inanición, disminuirá su metabolismo en respuesta, intentando conservar la energía que cree que necesitará en el futuro. Después de todo, si está realmente en estado de inanición, entonces no sabe cuándo llegará su próxima comida, si es que llega. Por el contrario, en un plan de una comida al día, usted toma todos los componentes nutricionales todos los días. Esto asegura que su cuerpo no disminuirá la velocidad de su metabolismo. Aunque usted está privando a su cuerpo de la ingesta de alimentos durante 23 horas, al final, el cuerpo obtiene todos los nutrientes que necesita durante todo el período de 24 horas. Por lo tanto, no se va a desacelerar el metabolismo, y muchas personas realmente experimentan un aumento del metabolismo mientras siguen un programa de ayuno intermitente.

El ayuno intermitente de una comida al día causa hipoglucemia

El ayuno intermitente de una comida al día no va a causar hipoglucemia en la mayoría de las personas. Esto se debe a que el cuerpo obtendrá energía de la grasa corporal almacenada, después de que se hayan agotado las reservas de glucógeno en el hígado. De hecho, solo hay un pequeño grupo de personas que corren el riesgo de sufrir incidentes hipoglucémicos al realizar un ayuno intermitente, y estos son los diabéticos tipo 1 y tipo 2. Los diabéticos de tipo 1 son completamente dependientes de la insulina (lo que significa que solo pueden obtenerla a través de medicamentos, y tienen que regular su uso de estos medicamentos cuidadosamente). Los diabéticos de tipo 2 también pueden ser dependientes de la insulina y tomar uno o más medicamentos para controlar el azúcar en la sangre. Estas drogas son, en cierta medida, una trampa en la que el paciente debe consumir un cierto nivel de carbohidratos para evitar que se conviertan en hipoglucémicos. Sin embargo, cuando se trata de incidentes hipoglucémicos, si ocurren con diabéticos de tipo 2, es porque sus medicamentos no han sido ajustados correctamente. Esto es culpa de los médicos o de los pacientes descuidados que no buscaron el consejo de su médico antes de ayunar. Si tiene diabetes de tipo 2, asegúrese de colaborar estrechamente con su médico mientras participa en el ayuno.

Si no tiene diabetes, o al menos no es prediabético, un incidente hipoglucémico es extremadamente improbable. Su cuerpo no solo mantendrá los niveles de glucosa en sangre en cantidades adecuadas mediante la gluconeogénesis, sino que también pasará rápidamente a quemar grasas.

El ayuno quema la masa muscular

El ayuno solo quema la masa muscular si se realiza un ayuno prolongado o no se obtiene una nutrición adecuada cuando se está comiendo. Podemos prescindir rápidamente de la primera situación porque, con un ayuno de una comida al día, nunca le van a faltar nutrientes. Puede comer lo que quiera y necesite durante los 60 minutos de ayuno diario. Ciertamente, durante ese período, puede y debe consumir cualquier proteína que sea necesaria. En segundo lugar, esto ha sido probado por investigaciones científicas en personas que practican el ayuno intermitente. Algunos estudios han demostrado que la pérdida de grasa corporal se produce en casi el doble de la cantidad de peso corporal total que se pierde mientras se practica el ayuno intermitente. Se perderá algo de peso debido al peso del agua, lo que significa que el ayuno intermitente quema casi por completo la grasa corporal. Un poco de masa corporal magra que se pierde durante el ayuno es el tejido conectivo y la piel. Algunos estudios han demostrado explícitamente que la masa corporal magra, también conocida como tejido muscular, se mantiene fácilmente durante el ayuno intermitente. Si esto es un temor que usted tiene, calcule cuanta proteína necesita su cuerpo, y luego asegúrese de que está consumiendo esa cantidad durante su período de alimentación cada día. Sufrir de la pérdida de masa muscular es un riesgo muy bajo ya que seguir el patrón de ayuno de una comida al día significa que está comiendo diariamente.

Las dietas bajas en calorías demuestran que el ayuno intermitente no es tan beneficioso como se afirma

De hecho, las dietas bajas en calorías no prueban absolutamente nada sobre el ayuno intermitente. Hemos visto que seguir una dieta reducida en calorías tiene algunos beneficios limitados al aumentar la expectativa de vida y retrasar el proceso de envejecimiento. Sin embargo, estos beneficios se complican por el hecho de que la ingesta reducida de calorías resulta en un metabolismo lento y no promueve los beneficios hormonales del ayuno intermitente. Recuerde que, si usted consume algún alimento, no va a activar la autofagia, y tampoco va a ver aumentos en las hormonas de crecimiento (de hecho, todo lo contrario). El consumo de calorías reducidas tampoco activará el glucagón y mantendrá elevados los niveles de insulina, aunque el grado en que se eleven sea inferior al que se observa con los patrones de alimentación normales. En resumen, el consumo de calorías reducidas no es un ayuno, por lo que no debe confundirse con el ayuno.

El ayuno intermitente promueve la sobrealimentación

Los estudios han demostrado que no es así. Por ejemplo, las personas que siguen un verdadero período de ayuno de 24 o incluso 48 horas consumirán un gran número de calorías el primer día que vuelvan a comer alimentos. Sin embargo, las investigaciones demuestran que cuando se promedia el número de calorías de todo el período, consumen muchas menos calorías de las que habrían consumido si hubieran seguido los patrones de alimentación normales. En segundo lugar, el atracón de comida que sigue cuando se deja de ayunar inmediatamente tiende a ser un evento de una sola vez.

En el caso de un programa de ayuno intermitente de una comida al día, como no se pasa todo el día sin comer, y se sigue comiendo día tras día, no se va a encontrar con un comportamiento de atracón. Eso es solo un riesgo, si es que lo es, si va a hacer un ayuno prolongado.

Errores del ayuno intermitente de una comida al día

Aunque los principios son simples, se pueden cometer errores que pueden impedirle obtener los máximos beneficios para la salud de su programa de ayuno intermitente. Veamos algunos de los principales errores que cometen los principiantes cuando practican el ayuno:

No ingerir suficiente agua

Consumir suficiente agua es importante en dos niveles. En primer lugar, es necesario mantener una sensación de bienestar y alerta cuando se está en ayunas. Si experimenta bajos niveles de energía, considere la posibilidad de beber más agua. Sin embargo, el consumo de agua es importante en más de un sentido. En cualquier programa de desintoxicación, el consumo de agua es importante para ayudar a limpiar el sistema. Cuando usted está pasando por la autofagia, también va a necesitar más agua de la que necesitaría en circunstancias normales.

Hacerle trampa al ayuno

Desafortunadamente, los defensores de la dieta 5:2 promovieron la idea de que se puede seguir comiendo y ser considerado como un ayuno siempre y cuando el número de calorías sea limitado. Esto es falso. Si usted consume calorías durante el período de ayuno, entonces no está ayunando, sino que está siguiendo una dieta reducida en calorías. El aspecto más importante de esto es que el consumo de cualquier tipo de calorías desactivará el proceso de autofagia, y también inhibirá la actividad del glucagón y la hormona del crecimiento. Los resultados serán que se verán menos beneficios en términos de desaceleración del proceso de envejecimiento, pérdida de peso, reducción de la presión arterial y rejuvenecimiento.

Comer compulsivamente

Comer en exceso no debería ser un problema con el ayuno intermitente de una comida al día. Sin embargo, algunas personas se dan a los atracones. Ya que estamos hablando de un programa de ayuno en el que se come durante el día, aunque solo sea más de una hora, si se da un atracón, es posible que se terminen consumiendo demasiadas calorías. Si no está perdiendo peso, a pesar de seguir estrictamente un programa de ayuno intermitente, fíjese en cuántas calorías está consumiendo durante la comida.

Comer demasiado tarde en la noche

Uno de los primeros estudios sobre el ayuno intermitente examinó lo que sucedía si las personas evitaban comer por la noche. Una de las cosas que se descubrieron fue que cuanto más se permitía comer antes de irse a dormir, menor era la capacidad de cumplir con los objetivos de pérdida de peso. Este es un viejo consejo que quizás haya escuchado de su abuela. Con un ayuno intermitente de una comida al día, debería considerar comer lo antes posible. Debería terminar a las ocho de la tarde como muy tarde, y más temprano que eso es ciertamente ideal.

Rendirse con demasiada facilidad

Las primeras veces que ayune, puede que le resulte difícil. Puede que experimente cierta irritabilidad, sentimientos de ansiedad, y un gran énfasis en la comida y el hambre. Aquellos que no están ajustados a la cetosis pueden experimentar debilidad. Algunas personas encuentran esta razón suficiente para abandonar la idea del ayuno. Sin embargo, si se trabaja a través de ellos en su lugar, entonces usted encontrará que cada vez que ayuna, lo consigue mejor y lo encuentra más tolerable.

Pensar que el ayuno diario es la única manera

Una cosa sobre el ayuno es que cualquier programa de ayuno puede ser personalizado. Un ayuno intermitente de una comida al día no es diferente. Si desea hacerlo a diario, puede hacerlo si siente que su cuerpo se adapta bien a él. También es posible hacerlo con días alternos, o solo dos o tres días a la semana. Incluso puede hacerlo solo un día a la semana y obtener algunos de los beneficios. En lugar de descubrir que hacerlo a diario es algo que no le interesa y, por lo tanto, dejar de hacerlo, personalice su programa de ayuno y encuentre una frecuencia que le funcione. También puede trabajar con otros tipos de ayuno para maximizar los beneficios. Por ejemplo, puede hacer un ayuno de 16:8 tres-cinco días a la semana, y luego hacer un ayuno de una comida al día en el intermedio. Aquí no hay reglas rígidas y fijas.

Beber demasiado café y/o té

El consumo de bebidas que contienen cafeína puede ser un problema. No hay ninguna regla que diga que no se pueden consumir estas bebidas; de hecho, ciertamente se puede. El problema es que le dejarán en un estado de deshidratación y posiblemente de deficiencia de minerales. Si usted es el tipo de persona que no puede vivir con una cierta cantidad de café o té a lo largo del día, asegúrese de tomar agua adicional durante el ayuno para compensar y prevenir la deshidratación. Y cuando coma, asegúrese de consumir alimentos ricos en los minerales sodio, potasio, magnesio y calcio, o al menos tome suplementos para asegurarse de que obtiene lo que su cuerpo necesita. Las dosis exactas dependen del tamaño del cuerpo, por supuesto, pero las cantidades de sodio, potasio, magnesio y calcio que debe consumir cada día son 2.300-3.000 mg, 3.500-4.700 mg, 500 mg y 1.250 mg respectivamente.

No comer lo suficiente

Es difícil de creer, pero algunas personas hacen ayunos intermitentes y luego no comen lo suficiente cuando llega la hora de comer. Esto es una mala idea porque pondrá a su cuerpo en un estado de privación de calorías. Esto activa el estado de inanición, lo que ralentizará su metabolismo y reducirá la actividad hormonal. El ayuno intermitente no es algo que se pueda usar en conjunción con la privación de calorías. Asegúrese de comer hasta que se sienta satisfecho a la hora de la comida.

Obsesionarse

El ayuno, en particular el ayuno intermitente, tiene muchos beneficios para la salud. Sin embargo, hoy en día, la gente puede obsesionarse con ciertos programas de salud e ideas sobre la misma y llevar las cosas demasiado lejos. De hecho, un ejemplo estuvo en las noticias a principios de la primavera de 2019. Una mujer en Israel comenzó un programa de ayuno con jugo de frutas. Los detalles no son importantes, sí, el ayuno de jugo de frutas no es técnicamente un ayuno porque ella seguía consumiendo calorías, pero lo importante era que ella llevó a cabo esto por períodos cada vez más largos por un total de tres semanas sin parar, y luego se convirtió en un daño cerebral por la falta de sodio. Es totalmente irónico que una persona sufra de falta de sodio en un mundo donde el exceso de sodio en los alimentos procesados está a nuestro alrededor. Si usted se encuentra más absorto en el ayuno, y está tentado a exceder sus límites, entonces reconsidérelo y retroceda. Puede que incluso considere ver a un profesional en ese momento porque jugar demasiado con el sistema nutricional de su cuerpo en exceso es peligroso. Su cuerpo necesita comida, y el ayuno es solo para ser usado como una herramienta, no como un estilo de vida.

Comer los alimentos equivocados

El último error es uno que muchos cometerán. Si solo hace una comida al día, es vital que tenga una comida completamente equilibrada. Si está practicando la dieta keto, asegúrese de comer muchos vegetales verdes y aguacate en sus comidas. Algunas personas terminan comiendo alimentos no balanceados e incluso aperitivos de comida chatarra. No querrá que su cuerpo se vea privado de nutrición cuando esté usando el ayuno intermitente.

Posibles riesgos y desventajas

El hecho es que comer una comida al día es un riesgo menor a no ser que se tenga algún problema de salud importante subyacente. Después de todo, está recibiendo suficiente comida cada día. Dicho esto, veamos algunos de los riesgos:

Hipoglucemia

Es posible que no se le haya diagnosticado diabetes, o incluso que tenga prediabetes; sin embargo, es posible que tenga problemas con los niveles de azúcar en la sangre (y por lo tanto sea propenso a desarrollar prediabetes en el futuro). En la actualidad, es posible que ni siquiera sepa que tiene este problema. En consecuencia, la privación de calorías durante mucho tiempo podría ponerle en riesgo de hipoglucemia. Hay un par de maneras de lidiar con esto. La primera forma es ir entrando gradualmente en un programa de ayuno. El primer día que usted decida ayunar, no lo haga por completo; en su lugar, pruebe primero un ayuno del tipo 16:8 para ver cómo reacciona su cuerpo al limitar su consumo de alimentos a ocho horas. Después de eso, si todo va bien, puede reducir la cantidad de tiempo asignado para comer, disminuyendo a medida que pasa el tiempo, suponiendo que no surja ningún problema. Una segunda cosa que se puede hacer es invertir en un medidor de azúcar en la sangre y hacer un seguimiento de sus niveles de azúcar en la sangre cuidadosamente. Si ve que su nivel de azúcar en la sangre cae por debajo de 80 mg/dL, entonces puede que quiera detenerse. Tenga en cuenta que esto no significa que tenga que dejar de ayunar -

ayunar a un nivel menos riguroso puede ser beneficioso para usted y le permitirá hacer el ayuno de una comida al día más adelante, a medida que su metabolismo mejore.

Problemas para hacer ejercicio

Cada uno es diferente. Mientras que muchas personas se adaptan fácilmente al ayuno de una comida al día, algunas personas descubren que les deja sintiéndose débiles y sin energía. Esto puede dificultar el ejercicio. Si esto le sucede a usted, entonces puede considerar limitar su ayuno a un par de días por semana.

Confusión mental

Algunas personas experimentan una mayor claridad mental mientras ayunan. Otros pueden experimentar lo contrario. Esto puede reflejar lo bien que se adapta el cuerpo a la cetosis y a la reducción del azúcar en la sangre. Como resultado, puede que se experimente una confusión mental.

Problemas emocionales

Algunas personas desarrollarán irritabilidad, ansiedad y otros problemas emocionales. Esto puede hacer que sea más difícil llevarse bien con los demás.

Aunque muchos de los problemas mencionados anteriormente suenan mal y son potencialmente fatales cuando se trata de seguir un programa de ayuno intermitente, no permita que estos problemas acaben con un programa de ayuno intermitente. Intente ayunar con menos frecuencia y usar períodos de ayuno más cortos y luego ir subiendo. Si necesita ayuda, no dude en hablar del ayuno con su médico o profesional de la salud mental.

Preguntas frecuentes

¿Puedo hacer ejercicio?

Sí. Si no es un atleta profesional y está siguiendo un programa de ayuno intermitente que limita su ayuno a un par de días a la semana, puede elegir entre hacer ejercicio en días de ayuno o en días sin ayuno, lo que mejor funcione para su cuerpo. Asegúrese de tener cuidado si tiene problemas de hipoglucemia. Además, si es un atleta competitivo, probablemente debería comer una comida sólida antes de la competición.

Soy un diabético de tipo 1. ¿Puedo ayunar?

La respuesta corta es quizás. El ayuno no es un impedimento para los diabéticos de tipo 1; sin embargo, deberá discutirlo en detalle con su doctor y asegurarse de estar bajo supervisión médica cuando ayune.

¿Qué hay de los que tienen prediabetes o diabéticos de tipo 2?

Los diabéticos de tipo 2 también deben hablar del ayuno con su médico. El principal factor de riesgo es la hipoglucemia, que puede ser el resultado de un fallo en el ajuste correcto de los medicamentos, algo que será necesario si se está en un régimen de ayuno. Esto no será un problema para los prediabéticos, aunque es posible que quieran vigilar de cerca sus niveles de azúcar en la sangre. Si usted sigue una dieta baja en carbohidratos al estilo "keto" antes de iniciar el ayuno, esto será menos problemático porque su cuerpo ya debería estar adaptado. De hecho, el ayuno puede ayudar mucho a curar o revertir ambas condiciones.

¿Qué es el síndrome de la realimentación, y tengo que preocuparme por ello?

El síndrome de realimentación es raro, pero puede ocurrir en algunas personas que han estado sin comer cuando empiezan a alimentarse de nuevo. En resumen, el desajuste de los minerales puede causar graves complicaciones. Se ha observado una disminución en los niveles de fósforo, y pueden producirse problemas de edema o hinchazón. Sin embargo, el síndrome de realimentación es solo una preocupación para las personas que pasan un tiempo prolongado sin comer. Cuando se trata de ayunar, el período es de un mínimo de cinco días y generalmente hasta diez días de duración. Esto no es preocupante cuando se trata de personas que siguen un plan de ayuno intermitente de una comida al día porque nunca se les privará de los nutrientes el tiempo suficiente para que esto ocurra.

Me siento mareado cuando ayuno. ¿Qué está causando esto?

Cuando se realiza un ayuno a corto plazo como un programa de ayuno intermitente de una comida al día, es más que probable que los mareos sean el resultado de la deshidratación. Intente beber más agua para ver si esto le ayuda. También puede asegurarse de que está recibiendo las cantidades adecuadas de minerales en sus comidas. Si continúa, hable con su médico para asegurarse de que el ayuno no ha revelado una condición de salud subyacente.

Cuando ayuno, desarrollo estreñimiento. ¿Qué puedo hacer al respecto?

Si desarrolla estreñimiento como resultado del ayuno, mire hacia su ingesta de fibras y minerales. El magnesio puede ayudar a aliviar el estreñimiento. Además, asegúrese de consumir mucha fibra. Las fuentes de fibra para los que están a dieta incluyen aguacates, vegetales verdes, nueces y semillas.

El ayuno me da dolores de cabeza. ¿Alguna sugerencia?

Intente beber más agua y aumentar un poco la ingesta de sal.

Capítulo 4 - Pérdida de peso con una comida al día

Aunque el ayuno proporciona muchos beneficios, la mayoría de las personas están siguiendo un programa de ayuno con la esperanza de lograr la pérdida de peso. En este capítulo, aprenderá algunas de las formas en que puede mejorar la pérdida de peso usando técnicas de ayuno.

Empezando su dieta de una comida al día

Primero, el programa de ayuno intermitente de una comida al día puede funcionar con cualquier estilo de alimentación. Puede incorporarlo en prácticamente cualquier cosa, incluyendo seguir la dieta estándar americana, así como con dietas veganas o de estilo vegetariano.

Dicho esto, el enfoque de la dieta que funciona mucho mejor es integrarlo con una dieta keto o cetogénica. La razón es simple: cuando se sigue una dieta cetogénica, se han sentado las bases que ayudarán a sacar el máximo provecho del ayuno intermitente. El hecho es que la cetosis es una parte vital del ayuno, y ya se está en cetosis cuando se sigue una dieta de tipo keto o Atkins. Eso ahorra tiempo, lo que puede hacer que su ayuno sea más productivo. Un segundo beneficio es simple: la energía que se obtiene de una comida grasosa es mucho más sostenible. Una comida que incorpore más de 60 gramos de carbohidratos se quemará rápidamente, causando un aumento en los niveles de insulina y dejándolo potencialmente hambriento horas después de comer mientras que una comida cetogénica generalmente no.

Es importante tener claro que los veganos y los vegetarianos pueden seguir una dieta cetogénica. Las dietas cetogénicas son excelentes para los consumidores de carne, pero no requieren el consumo de carne. Un vegano puede compensar la diferencia consumiendo nueces, semillas, coco, aceitunas y aguacates.

Dicho esto, no importa qué tipo de dieta siga, hay algunos principios básicos que puede seguir que le ayudarán a sentirse satisfecho y sacar el máximo provecho de su ayuno:

- *Asegúrese de que su comida esté completamente equilibrada desde el punto de vista nutricional.*
- *Planee con anticipación.* Una de las cosas más importantes es asegurarse de no comer en exceso o participar en atracones. Puede trabajar en esto sabiendo cuántas calorías quiere consumir cada día, y luego planear sus comidas para asegurar que esta demanda sea satisfecha cada vez.
- *Preste especial atención a los minerales.* Recuerde que debe mantener una digestión saludable y evitar las palpitaciones cardíacas, los calambres musculares y otros problemas relacionados con los minerales; necesita obtener sodio, potasio, calcio y magnesio. Necesitará estos minerales en cantidades adecuadas, sin importar las calorías que consuma. Comer un aguacate con sal todos los días puede ayudar mucho a alcanzar este objetivo.
- *Consumir la fibra adecuada.* Es importante consumir fibra para que el tren de la digestión siga rodando correctamente, pero comer fibra también le ayuda a sentirse lleno después de comer. Una buena sugerencia es comer un

puñado de nueces para aumentar la ingesta de fibra y al mismo tiempo aumentar los minerales importantes.

- *Consumir mucha proteína de calidad.* La falta de proteínas es un problema que los principiantes a menudo enfrentan cuando planean una dieta de una comida al día. Buscar una gran fuente de proteínas (un bistec de carne de cerdo, por ejemplo) es una buena manera de satisfacer sus necesidades diarias. También puede añadir extras como queso y nueces, que también incluyen proteínas. Puede comer algunos chicharrones de cerdo como merienda. Añada un segundo refrigerio de proteínas antes de que termine la hora, como un poco de salmón ahumado o fiambres. Un par de rebanadas de tocino también pueden ayudar.

- *Coma muchas verduras.* Puede comer cantidades prácticamente ilimitadas de vegetales verdes. Contienen fibra y muchos nutrientes. Considere la posibilidad de freírlas en aceite de oliva o grasa de tocino. Los consumidores de carne encontrarán que freírlos en grasa de tocino ayuda a aumentar las calorías un poco mientras se envuelve en el sabor.

Cuándo hacer ejercicio

El ejercicio, incluyendo cuánto y cuándo, es, por supuesto, una preferencia personal; sin embargo, las investigaciones han demostrado que las personas a menudo terminan prefiriendo hacer ejercicio en los días de ayuno. Puede que al principio no sea así, pero a medida que el cuerpo se vaya adaptando mejor al ayuno intermitente, descubrirá que es más fácil hacer ejercicio durante un período de ayuno.

Hay un patrón de dieta que es similar a una dieta de una comida al día. Se llama la "dieta del guerrero", y consiste en comer una comida grande al día, y luego hacer ejercicio justo antes de comer. Este es un buen patrón a seguir con este tipo de ayuno porque su cuerpo estará hambriento de calorías justo después de hacer ejercicio, y le ayudará a acelerar sus objetivos de pérdida de peso.

Con qué frecuencia se debe seguir un plan de ayuno de un día de duración

Puede intentar hacer un plan de ayuno intermitente de una comida al día de forma diaria, pero la realidad es que no va a obtener tantos beneficios adicionales de esta práctica como podría pensar. La mayoría de los expertos recomiendan hacer el ayuno dos o tres días a la semana.

Consejos sobre la pérdida de peso para las mujeres

El principal problema para las mujeres es a menudo no consumir suficientes proteínas. El estrés centrado en el papel de cuidadora también puede interferir con la pérdida de peso y dificultar el ayuno:

- *Coma cantidades adecuadas de proteína de alta calidad.* Si sigue una dieta keto y no es vegetariano o vegano, coma más filetes y consuma pescados grasos como el salmón y la caballa.

- *No evite la grasa.* Las mujeres han sido condicionadas por años de lavado de cerebro para evitar comer grasa. La grasa no engorda; el azúcar sí. La grasa proporciona una energía más sostenible a largo plazo. Asegúrese de que está consumiendo suficiente; si está ayunando, esto es especialmente importante.

- *Beba más agua.* La falta de consumo de agua puede causar problemas cuando se trata de incorporar el ayuno a su estilo de vida.

- *Lleve un diario de comidas.* Saber exactamente lo que está comiendo le ayudará a identificar los problemas que surgen cuando su objetivo es perder peso.

- *Duerma con regularidad las cantidades adecuadas de sueño.* Una buena noche de sueño puede ayudar mucho a mantener el estrés a raya.
- *Tome entrenamientos de resistencia.* El levantamiento de pesas no es solo para los hombres de fisicoculturismo o los atletas profesionales. Si añade un poco de entrenamiento con pesas a sus rutinas de ejercicios, le ayudará a construir masa muscular magra y a perder peso más rápidamente.
- *Consuma suficiente fibra.* La fibra le ayuda a sentirse lleno y a mantener una digestión saludable. Puede encontrar fibra en los vegetales verdes, aguacates, nueces y semillas.
- *Evite las dietas yo-yo.* Uno de los mayores problemas de las mujeres es la dieta yo-yo, una batalla constante de dietas, perder peso y volver a ganarlo cuando se deja de hacer dieta. Una buena manera de evitar esto es evitar "hacer dieta" en primer lugar. Elija un estilo de alimentación que le funcione, e incorpórelo como un cambio de estilo de vida. Buenos ejemplos son la dieta keto, paleo o vegana.
- *Manténgase alejado de las modas pasajeras.* El mundo está lleno de soluciones rápidas que nunca funcionan realmente. Las dietas de moda pueden funcionar por poco tiempo, pero antes de que se dé cuenta, se cansará de la dieta y volverá a ganar peso.
- *Evite las píldoras y los bebedizos.* Hay muchas píldoras o "tés de flaca" que prometen una rápida pérdida de peso. El problema es que no son saludables o sostenibles.
- *No ceda a las ideas de belleza de los demás.* Todos queremos vernos lo mejor posible, pero no permita que eso defina quién es usted.
- *Establezca metas alcanzables.* Mucha gente se fija metas en la vida que son demasiado descabelladas. Por ejemplo, en lugar de hacer una meta de ahorrar 100 dólares al mes, muchas personas hacen una meta de "hacerse millonario".

Cuando una meta es grande y está lejos de serlo, nunca se dan pasos para alcanzarla. Establezca metas que sean más fáciles de alcanzar con pequeños pasos.

• *Evite la falacia del recuento de calorías.* A todos nosotros, pero especialmente a las mujeres, nos han lavado el cerebro por décadas de desinformación alimenticia. Usted no es un conejo, así que no coma como uno. Coma hasta que se llene de alimentos satisfactorios que contengan proteínas y grasas de alta calidad, en lugar de contar hasta la última caloría.

• *Limite los carbohidratos refinados.* Si le interesa el ayuno intermitente, lo más probable es que también esté practicando o buscando una dieta baja en carbohidratos. Sin embargo, aunque no lo esté, no debe comer carbohidratos refinados. En su lugar, céntrese en los alimentos de grano entero. Estos son más lentos de digerir y no elevan tanto el nivel de azúcar en la sangre.

Consejos sobre la pérdida de peso para los hombres

Los hombres a menudo se concentran en perder la grasa del abdomen. Hay formas de reducir la grasa del abdomen y a la vez hacerse más saludables, como seguir una dieta keto y adoptar un ayuno intermitente:

• *Coma menos carbohidratos.* Reconocer que la grasa del abdomen a menudo viene con el síndrome metabólico. Y el síndrome metabólico está estrechamente ligado a los problemas de metabolización de los carbohidratos. Si tiene problemas de grasa abdominal, entonces busque una dieta baja en carbohidratos.

• *Haga un entrenamiento de fuerza.* Si no está levantando pesas ahora, añada un poco de entrenamiento de fuerza a su rutina. No es necesario que se convierta en un culturista, pero reconozca que añadir más músculo a su cuerpo acelerará su metabolismo y le ayudará a reducir la grasa corporal.

- *Tenga conciencia de las enfermedades cardíacas.* Es importante notar que las enfermedades del corazón afectan a hombres y mujeres, pero van a afectar en promedio a los hombres de edades más jóvenes. Estudios más recientes vinculan las enfermedades cardíacas con el consumo de azúcares. Ajuste su dieta de acuerdo a ello.

- *Los ejercicios abdominales pueden tener sus beneficios, pero no aplanarán su abdomen.* Desarrollará músculos haciendo muchas flexiones y abdominales, pero si no sigue una dieta sólida para perder peso, no verá aparecer mágicamente abdominales de seis paquetes. La pérdida de peso rara vez se produce solo con el ejercicio.

- *Coma más verduras.* Muchos hombres evitan comer cantidades adecuadas de vegetales. Intente desarrollar el gusto por ellas, ya que tienen muchos micronutrientes necesarios y beneficios adicionales como proporcionar una fuente de potasio y fibra. Si no es aficionado a las espinacas, intente freírlas en grasa de tocino.

- *No siempre busque opciones de alto precio.* Muchos hombres creen que no pueden seguir una dieta keto o Atkins porque ¿quién puede permitirse los filetes diarios? El hecho es que hay muchas opciones de bajo precio. Busque dietas keto de bajo costo o baratas en Internet para obtener sugerencias.

- *Beba cantidades adecuadas de agua.* Al igual que las mujeres, muchos hombres no beben suficiente agua. Si se siente fatigado, con dolores de cabeza o mareado mientras ayuna, esto puede ser parte de la razón.

- *Consuma suficiente fibra.* El viejo chiste es el hombre que tiene que leer una revista mientras usa el baño. Si esa es su historia, no está ingiriendo suficiente fibra (y probablemente tampoco bebiendo suficiente agua). Incremente su consumo de fibra a través de nueces, semillas, aguacates y vegetales verdes como espinacas y brócoli. Si está realizando un plan de ayuno de una comida al día, querrá asegurarse doblemente de que consume muchos vegetales verdes. Recuerde que apenas tienen calorías, así que puede comer todas las que quiera. Y pruebe también el apio.

- *Lleve un diario de comidas.* Esto es importante para todos, pero en promedio, es más común en las mujeres. Llevar un diario de comidas es esencial cuando se trata de perder peso. Es importante saber exactamente lo que está comiendo y cuándo. A menudo, cuando la gente comienza a llevar un diario de alimentación, se sorprenden por las cantidades de comida que realmente están consumiendo.

- *Evite los refrescos.* Los estudios han demostrado que incluso los refrescos de dieta pueden llevar a un aumento de peso. Las razones no están claras en este momento, pero ¿por qué no beber agua en su lugar?

- *Planifique sus compras de comestibles.* Si usted vive solo o su esposa o esposo no está realizando las compras, planee las mismas con anticipación. Puede ser muy tentador caminar alrededor de la tienda y ver esta y aquella comida que se luce apetitosa y puede agregar un consumo innecesario de calorías.

- *Tenga cuidado al picar.* Uno de los mayores errores que puede cometer es pensar que porque un refrigerio es ajustado a las pautas de la dieta keto, puede comer todo lo que quiera. La realidad es que los chicharrones de cerdo y otros aperitivos keto todavía tienen muchas calorías y deben ser disfrutados con moderación.

- *Escuche a su cuerpo.* No siempre siente como si necesitara llenar un gran plato y comer todo lo que hay en él. Cuando se sienta lleno, deténgase.

- *Haga ejercicio aeróbico.* El entrenamiento con pesas es genial y esencial para la salud en general, pero no descuide el ejercicio aeróbico.
- *No piense que tiene que ser el "rey de la montaña".* Recuerde: puede obtener beneficios de pequeñas cantidades de cosas. Cuando se trata de ejercicio aeróbico, por ejemplo, puedes obtener la mayor parte de los beneficios que el ejercicio proporciona con solo caminar 30 minutos al día. No es necesario correr a toda velocidad durante dos horas.
- *No exagere.* Muchos hombres sobreestiman sus habilidades o sienten que tienen que probarse a sí mismos. Esta necesidad puede expresarse de una manera que implica levantar más peso del que deberían o hacer demasiado ejercicio (ver el punto anterior). Manténgase dentro de sus capacidades y evolucione lentamente en lugar de sentir que necesita demostrarse a sí mismo.

Consejos sobre la pérdida de peso para los atletas

Los atletas pueden tener necesidades especiales al incorporar los objetivos de pérdida de peso en sus rutinas:

- *Pruebe el rendimiento para ver cómo su nueva dieta afecta a su rendimiento atlético.*
- *Si una dieta no le funciona, no tenga miedo de reemplazarla por otra.*
- *Duerma lo suficiente.* Si no duerme lo suficiente, puede perjudicar la pérdida de peso, además de impedir que aproveche al máximo su cuerpo.
- *Asegúrese de abastecerse adecuadamente de combustible antes y después del entrenamiento.* Su cuerpo necesita nutrientes y calorías para el entrenamiento. No es el momento

de contener el consumo de alimentos y no ayunar durante un entrenamiento intenso.

- *Evite los refrescos y la comida chatarra.* Incluso si la soda es "dietética", debe evitarla o al menos consumirla con moderación.

- *Manténgase hidratado.* Si realiza un entrenamiento intenso, es mucho más importante estar bien hidratado.

- *Mantenga la ingesta de proteínas y reduzca todo lo demás.* Las proteínas son importantes para mantener la fuerza muscular. Si está tratando de perder peso, mantenga las proteínas constantes en términos absolutos y reduzca el consumo de otros alimentos. Cuando haya hecho sus ajustes, entonces debería descubrir que está consumiendo un mayor porcentaje de proteínas.

Consejos sobre la pérdida de peso para los veganos y vegetarianos

Los vegetarianos y veganos pueden pensar que ciertos patrones alimenticios están fuera de su alcance. De hecho, ocurre lo contrario. El único estilo de dieta que está fuera de alcance es la dieta carnívora, pero cualquier otra dieta puede ser ajustada para un estilo de vida vegano o vegetariano:

- *Concéntrese en los alimentos con alto contenido de fibra y proteína.* Más proteína y fibra significa menos energía desperdiciada en carbohidratos vacíos.

- *Si está interesado en seguir una dieta cetogénica, hay muchos alimentos vegetales altos en grasa que puede utilizar para desempeñar el papel que las carnes hacen en una dieta cetogénica estándar.* Empiece con el coco y los aguacates. Un solo aguacate mediano contiene 29 gramos de grasa con solo pequeñas cantidades de carbohidratos netos. También puede consumir frutos secos y semillas, que no solo contienen grandes cantidades de grasa sino también de proteínas.

- *Coma más fibra.*
- *Manténgase hidratado.* La falta de agua puede interferir con el ayuno y puede hacer que la pérdida de peso sea más lenta, además de hacerle sentir cansado e irritable.
- *Coma más tofu y proteína de soja.* Llénese con más tofu y menos carbohidratos.
- *Coma una gran cantidad de vegetales verdes.* Además de proporcionar una gran cantidad de nutrición, los vegetales verdes también contienen una gran cantidad de fibra, que le ayudará a sentirse lleno después de comer.
- *Rocíe su comida con aceite de oliva.* Agregar aceite de oliva extra -y mucho- puede agregar calorías basadas en la grasa a su dieta, lo que le ayudará a ponerse en un estado de cetosis.
- *Si usted es vegetariano y no es vegano, coma productos lácteos llenos de grasa.* El queso puede ayudar a proporcionar proteínas y grasas y puede ser muy gratificante y satisfactorio. También puede obtener muchas calorías basadas en la grasa de la mantequilla y la crema.
- *Tenga cuidado con los "sustitutos de la carne" procesados.* Algunos son mejores que otros. Considere los productos "Más allá de la carne" que tratan de ser más saludables, en lugar de incorporar alimentos procesados.
- *No beba jugo de fruta.* En realidad, no es más que azúcar. Si desea los beneficios de la fruta, cómala y no la beba.
- *Manténgase alejado del azúcar.* Ya sea que siga o no una dieta keto, el veredicto es que el azúcar hace que la gente engorde. Coma carbohidratos de grano entero, y evite el azúcar y las harinas refinadas.
- *Coma frijoles.* Lo bueno de los frijoles es que proporcionan proteínas y fibra en un solo paquete. Le dan la

proteína que necesita y le ayudan a sentirse satisfecho con el impulso adicional de la fibra.

• *Manténgase alejado de las pirámides alimenticias.* La triste verdad es que abogan por estilos de consumo de alimentos que hacen que la gente aumente, y no que disminuya de peso.

Capítulo 5 - Su cerebro en un ayuno

¿Cómo afecta el ayuno a su cerebro, y qué tipo de energía y combustible necesita su cerebro? La gente cree que el cerebro debe tener glucosa para mantenerse vivo. Si bien es cierto que el cerebro debe tener algo de glucosa -necesita alrededor de un tercio de su energía de la glucosa-, el mito de que el azúcar alimenta al cerebro es solo eso: un mito. De hecho, las investigaciones muestran que el funcionamiento del cerebro con cetonas lo ayuda a operar en un estado más saludable que impacta en la estructura misma del cerebro. Las conexiones neuronales aumentan y se fortalecen cuando el cerebro se alimenta principalmente de cetonas. Esto tiene muchos efectos prácticos, como mejorar el aprendizaje y la memoria, ayudar a mantenerse concentrado y alerta, y mejorar el estado de ánimo.

Aunque puede obtener estos beneficios siguiendo una dieta cetogénica, no necesita una dieta cetogénica para hacerlo - simplemente el ayuno le ayudará a obtener estos beneficios. La razón es, por supuesto, que mientras usted está ayunando, siempre que no esté siguiendo un tipo de "ayuno" de calorías restringidas, usted está alimentando su cuerpo con cetonas que están hechas de su grasa corporal. En particular, el método de ayuno intermitente de una comida al día es muy adecuado para este propósito. Junto con los métodos de ayuno 16:8 y 20:4, es un tipo de ayuno que puede incorporar en su estilo de vida todo el tiempo. Y como su estado de ayuno se alarga a 23 horas por día, pasará más tiempo en la cetosis que con los otros métodos (a menos que esté siguiendo una dieta cetogénica; en ese caso, estará en cetosis todo el tiempo).

Además de obtener los beneficios que se derivan del ayuno y de estar en cetosis durante gran parte del día o todo el tiempo, varios alimentos tienen beneficios directos para el cerebro. En este capítulo, veremos varios de estos alimentos que puede incorporar a las comidas que consume en su plan de ayuno intermitente. Verá que:

- El ayuno en realidad ayuda al cerebro a lograr un mayor nivel de funcionamiento al alimentarlo con cetonas.
- Puede magnificar el efecto consumiendo alimentos que se sabe que ayudan al funcionamiento del cerebro.
- La dieta cetogénica usada para tratar a los niños con epilepsia mostró que las cetonas podían entrar en el cerebro y mejorar la función neural.

Finalmente, no hay que olvidar la autofagia. En este capítulo, nos centraremos en los alimentos que ayudarán al cerebro. Sin embargo, la autofagia también se produce durante el ayuno e impacta en el cerebro al eliminar las proteínas dañinas y las células muertas que pueden conducir a enfermedades horribles como el Alzhéimer y la demencia.

Por qué es importante la comida para el cerebro

Si desea estar mentalmente en buenas condiciones y evitar problemas como el Alzhéimer, es importante consumir la comida adecuada para el cerebro. En primer lugar, hay que tener en cuenta que el cerebro requiere algo de glucosa para funcionar. Dicho esto, el cerebro no tiene que depender estrictamente del azúcar en la sangre para funcionar y a un nivel alto. De hecho, el cerebro puede prosperar e incluso mejorar cuando se alimenta de cetonas.

Los investigadores descubrieron esto en la década de 1920 cuando revelaron que una dieta cetogénica ayudaba a controlar los ataques epilépticos en los niños. Durante muchos años, si no décadas, no se reconoció que una dieta cetogénica podría ayudar al cerebro en general. Desde entonces, los investigadores se han dado cuenta de que una dieta cetogénica ayuda a mantener el estado de ánimo, ayuda a las personas a mantenerse concentradas, mejora la claridad mental y podría ayudar a evitar problemas como las enfermedades de Alzhéimer y de Parkinson. Las cetonas ayudan a curar las células cerebrales y a que funcionen a los niveles más altos posibles. También se ha demostrado que las cetonas pueden ayudar, ralentizar o detener el crecimiento de tumores cerebrales mortales, aunque se necesitan más investigaciones en esta área. Se ha demostrado que una dieta basada en grasas reduce los altibajos del trastorno maníaco-depresivo o bipolar y también se ha demostrado que ayuda a aliviar la depresión.

El cerebro puede obtener alrededor del 70% de su energía de las cetonas.

Aunque las dietas cetogénicas parecen ayudar al cerebro, no es estrictamente necesario seguir una dieta cetogénica para obtener "comida para el cerebro". De hecho, se puede lograr una mejor salud para el cerebro evitando los altibajos de las fluctuaciones de los azúcares en la sangre. Si bien el cuerpo siempre se esforzará por mantener el suministro de glucosa al cerebro en niveles adecuados, la fluctuación de los niveles de azúcar en la sangre puede provocar irritabilidad y ansiedad, lo que obviamente repercute en el estado emocional del cerebro. La fluctuación de los niveles de azúcar en la sangre también dificulta la concentración. Por estas razones, se recomienda una dieta baja en carbohidratos; sin embargo, si lo tolera bien, puede llevar una dieta basada en carbohidratos, pero asegúrese de incluir alimentos con alto contenido en fibra, como los multigranos y las frutas enteras.

Las grasas de omega-3, en particular, parecen ser importantes para el funcionamiento adecuado y óptimo del cerebro. Estas grasas se encuentran principalmente en el pescado grasos, y la mayoría de los estadounidenses siguen siendo deficientes en grasas de omega-3. Otras fuentes, importantes, pero menos biodisponibles, son las nueces y las semillas de lino. Las grasas de omega-3 y, en menor medida, los aceites omega-6, que se encuentran en alimentos como las semillas de girasol, pueden ayudar a fortalecer las conexiones sinápticas en el cerebro.

Cualquier alimento rico en antioxidantes ayudará a la salud del cerebro. Los procesos de oxidación, que se producen durante el metabolismo normal, dañan las células de todo el cuerpo, incluidas las células cerebrales. Los alimentos ricos en antioxidantes como las espinacas, las zanahorias y los arándanos pueden ayudar a proteger las células cerebrales de este tipo de daño.

Aquí hay una lista de alimentos importantes para el cerebro:

- *Pescado graso:* Coma pescado azul al menos dos veces por semana, y aún más si es posible. El pescado graso incluye las grasas de omega 3 mencionadas anteriormente en grandes cantidades. Entre los buenos ejemplos de pescado graso se encuentran el salmón, las sardinas, la caballa, la trucha, el arenque, las anchoas, la trucha alpina y el barramundi. Si no le gusta comer pescado, considere un suplemento. El problema de los suplementos es asegurarse de que se reciben las dosis adecuadas y que contienen la mezcla correcta de grasas. Busque una marca que le permita obtener un gramo al día o más de grasas de omega-3 reales, que pueden aparecer en la etiqueta como DHA y EPA. Las grasas omega-3 ayudan a mantener la integridad estructural de las células nerviosas y también ayudan a mantener un nivel saludable de flujo sanguíneo al cerebro. Las grasas de omega-3 también reducen la inflamación, y los estudios muestran que la reducción de la inflamación en el cuerpo ayuda a la salud del cerebro.

- *Chocolate negro:* Resulta que ciertos compuestos llamados flavonoides ayudan a proteger el tejido cerebral. Una forma sabrosa de aumentar el consumo de alimentos para el cerebro es comer un poco de chocolate negro.
- *Arándanos y moras:* Estas sabrosas frutas no solo son bajas en azúcar en la sangre, sino que contienen muchos fitonutrientes que ayudan a reducir la inflamación y ayudan a las células cerebrales a comunicarse entre sí.
- *Nueces y semillas:* Estos alimentos contienen grasas saludables en forma de ácidos grasos de tipo omega-3 y grasas monoinsaturadas. Desafortunadamente, la efectividad de los aceites de omega 3 en las nueces es mucho menor que la del pescado porque los compuestos son menos biodisponibles para los humanos. Es necesario un procesamiento adicional para obtener los beneficios de los omega-3. Sin embargo, las grasas monoinsaturadas de los frutos secos y las semillas son muy fuertes cuando se trata de reducir la inflamación, por lo que consumir una dosis diaria de frutos secos y semillas puede ayudar a conseguir una mejor salud cerebral.
- *Granos enteros:* Aunque puede evitarlos si está en una dieta keto, si no sigue un plan de alimentación bajo en carbohidratos, debería comer granos enteros. Además de conducir a menos picos de azúcar en la sangre, lo cual daña el cerebro, los granos enteros contienen vitamina E, la cual ha demostrado ser importante para la salud del cerebro.
- *Aguacates*: Si sigue una dieta keto, los aguacates son su amigo. Están literalmente llenos de grasas monoinsaturadas que combaten la inflamación.
- *Café:* Una taza de café puede ayudarle a mantener la agudeza mental. Y el efecto es real; no es una ilusión. El café

ayuda a fortalecer las señales nerviosas, por lo que le hace sentirse despierto.

Confusión mental - Alimentos a evitar

El mayor culpable que contribuye a la confusión mental es la fluctuación de los niveles de azúcar en la sangre. Por lo tanto, hay que evitar los alimentos que provocan picos de azúcar en la sangre, que pueden dar la sensación de una claridad mental temporal. Sin embargo, los beneficios son de corta duración. Cuando los niveles de azúcar en la sangre se desploman, entonces perderá la capacidad de concentrarse y operar con la máxima eficiencia.

Se debe evitar cualquier alimento que lleve a la obstrucción de los vasos sanguíneos. En el caso del cerebro, la preocupación es la reducción del flujo sanguíneo en las venas yugulares, que son dos grandes vasos sanguíneos situados en el cuello. También se debe evitar la obstrucción de las arterias que irrigan el cerebro. En su mayoría, los azúcares y los carbohidratos refinados son los alimentos que hay que evitar aquí. Con el tiempo, el consumo de azúcar puede conducir al síndrome metabólico, a mayores triglicéridos y a pequeñas partículas de LDL que son propensas a adherirse a las paredes arteriales. Esto puede conducir a bloqueos que no solo causan ataques cardíacos, sino que también pueden reducir el flujo de sangre al cerebro. En el mejor de los casos, simplemente se reduce el flujo de sangre al cerebro, lo que, con el tiempo, puede hacer que la confusión mental se convierta en una forma de demencia. En el peor de los casos, se puede tener un accidente cerebrovascular con resultados catastróficos.

El alcohol es algo que también llega a la mente aquí. Realmente es un arma de doble filo. Cuando se consume con moderación, el alcohol puede ser saludable y, en particular, conduce a una mejor salud cerebral. En cantidades moderadas, el alcohol también ayuda a adelgazar la sangre, lo que conlleva beneficios secundarios que se acumulan porque se tiene un mejor flujo de sangre hacia el cerebro.

Esto funciona bien hasta un par de copas al día; sin embargo, más allá de eso, puede tener muchos problemas de salud. Uno de los problemas que puede tener es el exceso de dilución de la sangre, que incluso puede provocar hemorragias en el cerebro y la muerte. Así que el alcohol debe ser consumido con moderación.

El pescado con alto contenido de mercurio también podría causar problemas si se consume en grandes cantidades. Dos variedades de peces comunes con alto contenido de mercurio son el atún y el pez espada. El mercurio se ha asociado durante mucho tiempo con el deterioro mental, así como con las enfermedades mentales. Por supuesto, si usted va a desarrollar problemas a causa del mercurio en la edad adulta, tendría que ser por el consumo de grandes cantidades de pescado. En la mayoría de los casos, si come atún una vez a la semana, por ejemplo, y algún pez espada de vez en cuando, el mercurio no será un problema. Sin embargo, las mujeres embarazadas y en período de lactancia deben evitar el pescado que contenga mercurio, ya que tiene un fuerte impacto en el desarrollo temprano del cerebro. Los pescados como las sardinas y las truchas son bajos en mercurio.

Las bebidas gaseosas y los edulcorantes artificiales. Las gaseosas deben evitarse, principalmente debido a las fluctuaciones de azúcar en la sangre que pueden producirse. Los refrescos dietéticos que contienen edulcorantes artificiales deben consumirse con moderación.

Los carbohidratos refinados. Anteriormente, observamos que los granos enteros son mejores para el cerebro. Lo contrario es cierto, ya que los carbohidratos refinados son malos para el cerebro y deben ser evitados. No consuma harina blanca o arroz blanco, o cualquier alimento que tenga un alto índice glucémico.

También, evite los alimentos hechos de carbohidratos refinados como el pan blanco y cualquier pasta que no sea una variedad de grano entero.

Una observación especial: Muchos sitios web promueven la idea de que la carne roja es mala para la salud del cerebro. Esto es falso y se debe en gran parte a las nociones de la vieja escuela sobre las grasas saturadas y el colesterol. En los últimos años se ha descubierto que no existe una relación científica entre la carne roja y los ataques cardíacos, los accidentes cerebrovasculares o la obstrucción de las arterias. Así que es seguro consumir carne roja cuando se trata de la salud del cerebro y, de hecho, puede incluso ser recomendable.

Consejos prácticos para aumentar la claridad mental e incrementar la potencia cerebral

Aquí hay algunos consejos prácticos para aumentar la claridad mental y el poder cerebral y que puede usar adicionalmente para hacer las elecciones dietéticas correctas:

- *Haga mucho ejercicio.* Se ha demostrado repetidamente que mantenerse físicamente en forma es bueno para el cerebro y el cuerpo. Puede aumentar su claridad mental haciendo un buen ejercicio aeróbico rutinario.
- *Duerma mucho.* La falta de sueño adecuado tiene un fuerte impacto en el cerebro. De hecho, cuando usted duerme, su cuerpo está trabajando duro, limpiando de su cerebro las proteínas que obstruyen la enfermedad de Alzhéimer. La falta de sueño lleva a la confusión mental inmediata y puede llevar a la demencia en el futuro.
- *Haga crucigramas.* Los crucigramas son una gran forma de desafiar a su cerebro sin tener que inscribirse en una universidad. Ayudan a fortalecer la memoria y agudizar la concentración.
- *Aprenda un idioma.* Aprender un idioma, y de hecho aprender cualquier cosa, ayuda a la plasticidad del cerebro. Si usted es un adulto, puede aprender a su propio ritmo, pero se ha demostrado que aprender un segundo idioma tiene múltiples beneficios.

- *Practique cómo mejorar su concentración.* Puede aumentar la potencia cerebral aprendiendo a desconectar las distracciones externas.
- *Trate de lidiar con el estrés de manera efectiva.* El estrés dificulta la concentración, y el aumento de las hormonas del estrés que lo acompaña puede causar daño cerebral a largo plazo.
- *No ingiera alcohol en exceso.* Ya hemos notado que el consumo excesivo de alcohol puede causar hemorragias dentro del cerebro. Incluso si no bebe a esos niveles, beber en exceso mata las células cerebrales. Solo tiene un cerebro en esta vida; matar las células cerebrales probablemente es algo que no quiere fomentar. Este consejo se refiere a cualquier droga que se pueda tomar también, no solo al alcohol.
- *Haga ejercicios de respiración.* Esto le ayuda a relajarse y a concentrarse. También ayuda a que su mente y su cuerpo estén en sintonía.
- *Aprenda a escribir con la mano contraria.* Si lo intenta por primera vez, será más difícil de lo que espera. Puede ayudar a conectar nuevos circuitos cerebrales aprendiendo a escribir con la mano opuesta que suele utilizar.
- *Practique la atención.* Al igual que una buena noche de sueño, la meditación consciente puede ayudar a relajar la mente y curar el cerebro.
- *El yoga.* Se ha demostrado que el yoga ayuda a relajar el cerebro, a mejorar la concentración mental y a mejorar la conexión mente-cuerpo.

El ayuno y el cerebro

La investigación en modelos animales ha demostrado que el ayuno beneficia directamente al cerebro. En particular, el ayuno promueve la formación de más conexiones neuronales, lo que aumenta el poder del cerebro. Es más que probable que estos efectos se deban a la dependencia del cerebro de las cetonas para la mayor parte de su combustible mientras se está en el estado de ayuno. El crecimiento de las células cerebrales tiene lugar entre los estados de ayuno, aunque en realidad es causado por el ayuno (mediante el uso de cetonas como combustible). Los modelos animales que prueban el ayuno han encontrado que los animales que ayunan están más alertas y tienen mejor capacidad de aprendizaje y memoria. Si bien este tipo de pruebas no se han hecho extensamente en humanos, son consistentes con lo que la gente reporta acerca del uso del ayuno como parte de su estilo de vida.

Capítulo 6 - El bienestar libre de culpa en un ayuno

En esta era de obsesión absoluta por la salud y la alimentación, es importante adoptar una actitud libre de culpa hacia la comida. Se pueden tomar medidas prácticas para asegurar que se siga un estilo de vida saludable que sea adecuado para el tipo de cuerpo y los antecedentes familiares, pero no se debe permitir que la comida, la nutrición y la alimentación se conviertan en una obsesión. Una ventaja que obtendrá al adoptar una rutina de ayuno intermitente de una comida al día es que pasará menos tiempo pensando en la comida y la nutrición. Al principio, será un poco difícil luchar contra las ganas de comer durante todas las horas de vigilia, pero cuando el cuerpo se haya adaptado completamente a esta nueva forma de comer, verá que la comida en general juega un papel menos importante en su vida de lo que solía hacerlo.

Deje de avergonzarse

Vivimos en una época de abundancia casi inimaginable, y esto ha llevado a muchas personas a las pesadillas conjuntas de la obesidad y las enfermedades crónicas. Estamos rodeados de grandes cantidades de comida mientras que los expertos nos aconsejan comer menos calorías. Esto le ha causado a muchas personas múltiples problemas. Aunque recomendamos un programa de ayuno limitado para su estilo de vida en general con el fin de promover una salud óptima, ya sea el programa de ayuno de una comida al día o el ayuno de 16:8 o 20:4, es importante no dejar que se apodere de su vida.

Recuerden a la mujer que se obsesionó tanto con seguir un ayuno de zumo de frutas que sufrió un daño cerebral irreversible por la falta de sodio. No querrá obsesionarse demasiado con la alimentación sana y el ayuno para que la persiga por un camino como ese.

Una de las razones por las que tanta gente se obsesiona con la salud y la alimentación saludable es que somos víctimas de la vergüenza. No debería sentir vergüenza al adoptar un estilo de vida saludable, que puede incluir una dieta especializada, o no, y un ayuno intermitente. En cambio, siéntase orgulloso de sí mismo por tomar el control de su salud.

Otra cosa que hay que evitar es avergonzarse por sus elecciones de comida. Si decide seguir una dieta especializada, puede hacerlo, pero hágalo porque quiere, no porque otras personas digan que la carne no es saludable o que los carbohidratos son malos. Sin embargo, es importante darse cuenta de que, aunque las dietas de tipo keto y bajas en carbohidratos pueden ayudarle a mantener un estado de cetosis, no es necesario adoptar ningún tipo de dieta especializada para beneficiarse del ayuno intermitente. Algunas personas obtienen grandes resultados comiendo lo que quieran mientras también siguen una dieta de ayuno intermitente. Así que, si no desea convertirse en un vegano, carnívoro o seguir la dieta keto, no tiene que hacerlo para lograr grandes resultados.

Uno de los problemas que han surgido con la proliferación de dietas especializadas es la culpa. La culpa puede provenir de la incapacidad de seguir los estrictos requisitos de las dietas especializadas que requieren que se eliminen grupos de alimentos enteros o sabrosos refrigerios. Es importante darse cuenta de que se pueden obtener enormes beneficios de un ayuno intermitente sin seguir la última moda en materia de dietas, y que debería ser capaz de comer lo que le gusta sin preocuparse de lo que piensan los demás o de si los alimentos que le gustan encajan o no en la última lista de alimentos prohibidos.

El resultado final es que usted puede cambiar su dieta si lo desea antes de tomar el ayuno intermitente, o puede mantener su dieta si no desea cambiarla. El ayuno intermitente le beneficiará de cualquier manera.

La comida prohibida puede ser la más difícil. Por lo tanto, si tiene problemas para evitar ciertos tipos de alimentos, puede evitar concentrarse en una dieta especializada y utilizar solo el ayuno intermitente para ayudarle con sus necesidades de pérdida de peso.

Consejos prácticos y libres de culpa para el bienestar

Los siguientes consejos le ayudarán a mantener un ayuno libre de culpa:

- *Evite la restricción de calorías.* Esto puede llevar a bajos niveles de energía. Consuma suficientes calorías para todo un día.

- *Hágalo lentamente.* Comience con dos comidas dividiendo las calorías, luego trate de comer todas las calorías en una sola comida.

- *Tenga paciencia.* Vea cómo el consumo de varios alimentos afecta su peso en el contexto de un ayuno intermitente. Algunas personas pueden tolerar una mayor variedad de alimentos que otras. Elija una dieta que le funcione y comprenda que muchas personas logran grandes cantidades de pérdida de peso sin hacer ninguna dieta en absoluto mediante el uso del ayuno intermitente.

- *Cuanto más tiempo ayuna, más tiempo su cuerpo está quemando grasa con niveles bajos de insulina.*

- *Coma alimentos integrales naturales para su mejor estado de salud.*

- *Mientras usted pierda peso y se sienta bien, coma lo que le funcione.* La gente ha encontrado muchas maneras diferentes de perder peso, desde hacer dieta keto hasta comer comida chatarra en cantidades calóricas indicadas.

- *Si tiene antojo de algo, cómalo, y coma la cantidad que quiera siempre y cuando sea durante su período de alimentación de una hora.*

- *No preste atención a las fluctuaciones diarias en la báscula.* Su peso puede estar disminuyendo a largo plazo, pero si se inclina por las fluctuaciones diarias a corto plazo, puede dar una imagen falsa. Por ejemplo, cuando ingiere una comida alta en sodio, puede retener el peso del agua, haciendo que parezca que ha aumentado de peso.

- *Mantenga el consumo de proteínas relativamente alto, para que no pierda masa muscular.*

- *Consuma suficientes grasas para evitar la disminución de su metabolismo.*

Planes de comidas divertidas y libres de culpa

Cuando se sigue una dieta de una comida al día, hay que partir de tres principios:

- *Asegúrese de consumir un nivel adecuado de calorías para pasar un día completo.* Un programa de ayuno de una comida al día no es una dieta de privación de calorías.

- *Tenga todo lo que va a comer listo frente a usted antes de comer.*

- *Coma lo que quiera.* Esto significa que puede comer cualquier cosa si la dieta especializada no es lo suyo. Si está siguiendo alguna dieta, puede comer los alimentos permitidos en esa dieta en cantidades adecuadas para satisfacer sus necesidades calóricas diarias.

- *Trabaje hasta lograr un estilo de vida de una comida por día.* No se acostumbrará al principio, y su estómago podría no soportarlo. Comience comprimiendo a dos comidas al día y acortando su ventana de alimentación.

Aquí hay algunas ideas divertidas y libres de culpa para incluir en sus comidas:

- *Divida su comida en varias comidas, todas consumidas en una hora.* Eso hace que comer mucha comida en un corto período de tiempo sea más fácil.
- *Coma un tazón gigante de ensalada.* Recuerde: solo está comiendo una vez al día, así que, si come dos ensaladas al día, haga suficiente para dos ensaladas y cómaselo todo. Prepare su ensalada con cualquier cosa que le guste, desde espinacas hasta tomates y semillas de girasol, con mucho aderezo.
- *Coma dos muslos de pollo con piel, o una cesta de alas de pollo sazonadas al gusto.*
- *Triture un aguacate con un poco de salsa y sal rosa del Himalaya para hacer un buen guacamole casero, y luego sírvase con unas papas fritas de maíz azul.*
- *Coma un poco de pollo frito.* Puede comer todo lo que usted quiera con este tipo de dieta hasta su límite calórico diario total. Si siente ganas de comer más, no dude en hacerlo siempre y cuando se ajuste a la ventana de tiempo.
- *Alterna entre bistec, cerdo, pollo y pescado para mantener sus comidas frescas e interesantes.*
- *El equilibrio es la clave de su plan de alimentación general.* Lo que determina el equilibrio correcto será su estilo de vida en general, pero deberá incluir cada grupo de alimentos en las proporciones adecuadas para balancear su comida.

- *Comer sándwiches es una buena manera de obtener muchas calorías e incluir varios grupos de alimentos.*
- *Coma espaguetis y albóndigas con mucho queso.*
- *Complete su comida con una barra de chocolate o un helado.*

Apéndice - Muestra de planes de comidas

Ahora vamos a examinar lo básico del plan de alimentación de una comida al día. El punto importante aquí es que usted tiene que realmente hacer que su única comida por día cuente, ya que va a ser el único momento en que usted está consumiendo alimentos y nutrientes. Así que debe asegurarse de ingerir una comida balanceada que proporcione suficientes calorías y a la vez beneficios nutricionales.

Comience por calcular cuántas calorías necesitará en función de su sexo y tamaño corporal. Algunas mujeres de contextura más pequeña, por ejemplo, solo consumen entre 1.800 y 2.000 calorías al día, mientras que algunos hombres activos pueden llegar a consumir desde 3.000 hasta 4.000 calorías en una sola comida.

- *Coma grandes cantidades de vegetales con alto contenido de fibra.* Espinacas, rúcula, col rizada, brócoli, pepino y calabacín son buenas para incluir. En términos de cantidad, estos alimentos deben formar la mayor parte de su comida. Otras buenas verduras incluyen el apio, los espárragos, la coliflor y la col.

- *A continuación, considere la posibilidad de incluir grandes cantidades de grasas y aceites. Los aguacates son excelentes y pueden incluirse en cualquier dieta, como la vegana, la keto o la paleo.* Los aguacates no solo proporcionan muchas calorías de la grasa, sino que también proporcionan aceites antiinflamatorios, junto con grandes cantidades de potasio y magnesio. Además, incluya una porción diaria de nueces y semillas. La mantequilla y el queso también pueden ser incluidos.

- *La proteína debe ser consumida con aceite.* Averigüe la cantidad diaria recomendada de proteínas para su tamaño y tipo de cuerpo y asegúrese de consumir suficiente en su comida (solo tiene una comida al día, así que asegúrese de consumirlo todo). Puede comer varias fuentes de proteínas en una sola comida. Entre las buenas fuentes de proteínas se incluyen la carne de vacuno alimentada con hierba, el pollo de corral con piel, los huevos, el pescado y los mariscos; el salmón, las sardinas, el atún y la caballa son excelentes opciones. También puede consumir cantidades limitadas de tocino y algunas carnes procesadas. Los veganos pueden consumir proteínas de nueces y semillas, así como de frijoles y legumbres. Los garbanzos y los frijoles rojos son excelentes fuentes de proteínas para los veganos (y para cualquier otra persona). También puede agregar a su dieta el consumo de mezclas de batidos vegetarianos o veganos hechos de soja u otras proteínas de origen vegetal.

- Lo siguiente son los carbohidratos. Si está siguiendo el estilo de alimentación keto o Atkins, limitará sus carbohidratos a los que se encuentran en las verduras. Los tomates también son una buena opción. Si usted está siguiendo una dieta de tipo paleo, sus opciones son más abiertas e incluyen las hortalizas de raíz como la batata, la zanahoria, el nabo, e incluso la ocasional patata regular y los guisantes.

- A continuación, tenemos artículos que pueden ser consumidos en cantidades más pequeñas, dependiendo del sabor. Esto incluye frutas y bayas, yogur y productos lácteos.

Es importante señalar que la dieta de ayuno intermitente de una comida al día no es realmente una "dieta" en absoluto, y se puede seguir cualquier estilo de alimentación que se adapte a las necesidades y preferencias. Por lo tanto, realmente no hay reglas específicas sobre qué comer o consumir. Las únicas reglas a seguir son:

- Cada día, pasar 23 horas sin comer.
- Consuma todos los alimentos dentro de una ventana de una hora.
- Asegúrese de que reciba las suficientes calorías diarias que normalmente comería.
- No escatime calorías, esto en realidad hará que pierda menos peso.
- Asegúrese de que reciba toda la nutrición que su cuerpo necesita, incluyendo la grasa y los nutrientes adecuados.
- Preste especial atención a las proteínas y asegúrese de consumir niveles adecuados. Dado que solo está comiendo una comida al día, probablemente querrá comer varias fuentes de proteínas en una sola sentada.
- Si no está evitando los carbohidratos, limítese a los granos enteros, pero puede comer arroz, pasta, pan, quinua, cuscús y frutas como plátanos y naranjas en la cantidad que desee.

Conclusión

Gracias por tomarse el tiempo de leer *Ayuno Intermitente de una Comida al Día: Cómo puede activar la autofagia, perder peso y aumentar su claridad mental sin sentirse culpable por comer alimentos deliciosos.* Debería haber sido informativo, educativo y haberle proporcionado todas las herramientas necesarias para alcanzar sus objetivos de ayuno.

La gente ha estado ayunando desde el principio de los tiempos. Sin embargo, los poderes del ayuno, que fueron reconocidos por las grandes mentes de la historia y por las grandes tradiciones religiosas, se perdieron en la modernidad a medida que se desarrolló el siglo XX. Solo en los últimos cinco o diez años se han redescubierto los beneficios curativos del ayuno.

Además de darse cuenta de que el ayuno es una actividad curativa, la gente ha descubierto que hay muchas formas diferentes de ayunar. Ahora es posible que una persona disfrute del ayuno mientras elige un método personalmente adecuado. Puede ayunar todo el tiempo que quiera o solo durante dieciséis horas - la elección depende de usted.

El ayuno encaja mejor con una dieta baja en carbohidratos, y por eso la dieta keto se lleva el premio a la alimentación más adecuada.

Sin embargo, se puede utilizar el ayuno con prácticamente cualquier tipo de comida, incluso con la dieta estándar americana. Se ha demostrado que las personas obtienen muchos beneficios de salud al ayunar mientras comen lo que quieren durante los períodos de alimentación. Sin embargo, eso no es recomendable. Para lograr una salud óptima, también debe incorporar una dieta saludable en su estilo de vida y no utilizar el ayuno como un intento de deshacer el daño causado por el consumo de los carbohidratos refinados y la comida chatarra que se encuentran en la dieta estadounidense estándar.

El ayuno tiene muchos beneficios, entre ellos:

- Pérdida de peso
- Aumento de la claridad mental
- Disminución de los niveles de insulina y aumento de la sensibilidad a la insulina
- Bajar los niveles de azúcar en la sangre
- Reducción de la presión sanguínea
- Autofagia
- Aumento de la expectativa de vida y efectos antienvejecimiento

La dieta de ayuno intermitente de una comida al día le permite obtener estos beneficios para la salud y otros más sin el dolor y el riesgo de los programas de ayuno a largo plazo. Le deseamos la mejor de las suertes en su viaje de salud, y asegúrese de consultar con un médico antes de hacer cualquier cambio importante en su dieta o estilo de vida.

Por último, si usted encontró este libro útil de alguna manera, una reseña en Amazon ¡siempre es apreciada!

Vea más libros escritos por Elizabeth Moore

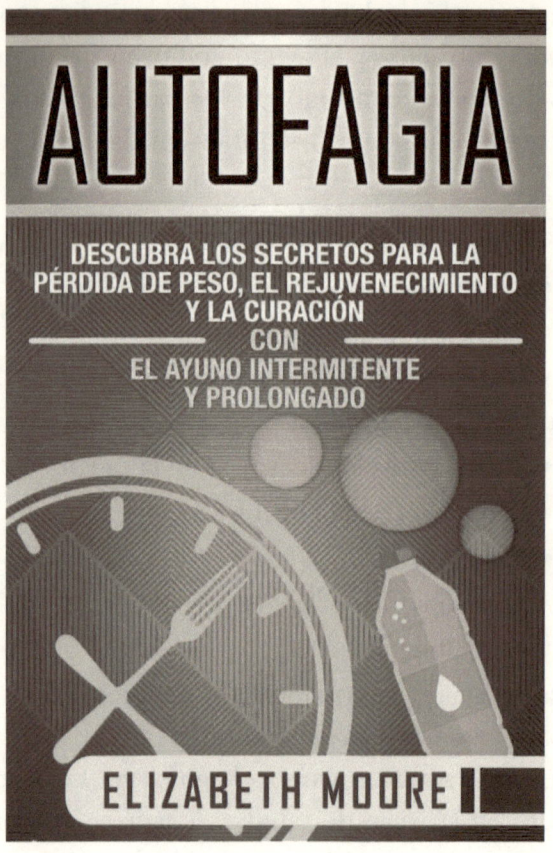